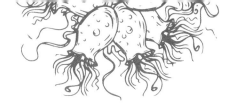

臺灣傳染病的故事

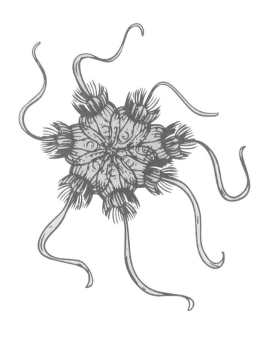

Infectious diseases
in Taiwan

關鍵戰疫

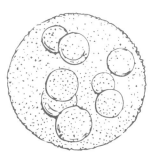

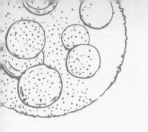

關鍵戰疫

戰疫

Infectious diseases in Taiwan

臺灣傳染病的故事

第一章

痢疾：糞口傳染的典型

第二章

小兒麻痺：預防接種的勝利旅程

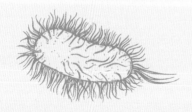

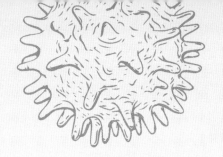

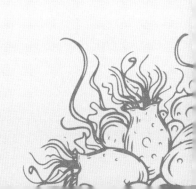

出版序

防疫工作不能鬆懈

文／姚思遠（董氏基金會執行長）

　　董氏基金會在公共衛生的教育宣導上，一直不遺餘力，所發行的《大家健康》雜誌，除了實體雜誌及優質網站（healthforall.com.tw）外，亦有企劃出版健康樂活、心理勵志、公共衛生等類別的書籍，為國人提供正確的健康新知及公衛常識，全方位的關懷國人身心健康。過去出版不少的書籍，也曾相繼得到國健署好書推薦獎的肯定。

　　此次，我們很榮幸有機會與前衛生署副署長、陽明大學公共衛生研究所教授張鴻仁合作出版《關鍵戰疫：臺灣傳染病的故事》一書，內容敘述臺灣近代重大的傳染病，包括痢疾、小兒麻痺、登革熱、結核病、愛滋病、安非他命、SARS等，帶讀者認識傳染病，也了解防疫的經過。特別是對抗這些重大的傳染病，必須要有正確的防疫知識，本書的歷史紀錄及防疫經驗，也可傳承給未來參與防疫工作的前線人員。

 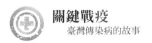

防疫工作對一個社會的安全存續是相當重要的，中古世紀，因醫學及防疫知識不足，人們對傳染病幾乎無招架之力；即使到了近代，變種的病毒一樣可怕難防。百年一見的SARS，即是近年最恐怖致命的傳染病，如果經歷過那段人心惶惶的2003年，就知道傳染病大流行的可怕。

　　我們期望這本書的出版，提醒國人不但注意平時應養成良好的衛生習慣，也要對傳染病有警覺及認知；同時讓政府部門在防疫工作上有所參考，共同維護國人的健康安全。

精彩絕倫的一本防疫故事書

文／葉金川（慈濟大學公共衛生學系教授）

　　《關鍵戰疫》是一本故事書，以臺灣的防疫事件為主體，用觀察者的角度講述臺灣重大傳染病事件的點點滴滴。就像是一位從戰場上歷劫歸來的戰士，細說戰場上出生入死的實況，精彩又不失真實！

　　它不是正史，要查官方紀錄請看衛生署出版的公共衛生發展史；它也不是教科書，有些內容，教科書沒有辦法寫，學校教室沒辦法教；它也不是稗官野史，野史是路人甲、路人乙的道聽塗說，是沒根沒據的傳說，這種傳說網路上多得是瞎掰胡扯的資料，建議你看看就好，喔，應該是連看也不要看！

　　讓我佩服的是作者張鴻仁的公共衛生歷練精采多樣，藥政、防疫、健保、生技，無疫不與。現在雖然是生技界的大老，仍然關心臺灣傳染病工作的傳承，也確知防疫經驗的重要性，特別花了一、兩個月的時間，留下珍貴的資料讓經驗智慧

 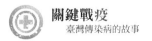

能夠永續傳承。

如果你仔細研讀本書，可以清楚的感受到作者想傳達的信念。一個傳染病防治工作者，應該要學到的態度和精神。

作者希望讀者認識傳染病在臺灣發生和防治的一點一滴，要化身為福爾摩斯，一步步挖掘傳染病的真相，也希望讀者能學習前輩們為臺灣疫病防治所展現的智慧和能耐。

作者一再強調，防疫的基礎就是正確的資訊，正確的報表是最簡單、最基本的決策基礎。可惜的是，報表的正確性常被忽視，甚至被有意無意的誤用。在書中，提到我在健保時對肺結核通報「不通報，不支付」的處理，一個簡單的決策讓肺結核通報數增加了將近一半，我非常認同作者強調「正確資訊」的重要性。

「資訊正確」是決策的基礎，政策也要及時被了解，並且有效執行。在健保開辦初期，健保制度一修再修，當時電腦、手機還沒普及，快速傳遞政策的方法是靠電話和傳真，聯繫上有些手忙腳亂。張鴻仁預見危機，自告奮勇，申請了中華電信的網際傳真服務（HiNetFax）和FOD服務，並建立「健保速訊」，讓資訊可以快速地傳送到全臺醫療院所和投保單位，平靜了開辦時的大混亂。

認識作者已經三十六年了，他跟年輕時沒有多大改變，有點叛逆性格，卻帶著豐富的理想主義色彩。生性浪漫，不受傳統社會規範和制度拘束，即使面對困境，或是受到不公不義的待遇，仍是個無可救藥的樂觀主義者。

此外，大家如果還有印象，應該會記得早期的健保卡是紙本的，醫師看完診後，會在背面蓋章，蓋滿六格後還得換一張。一直到健保實施第七年、張鴻仁接任健保局總經理後，健保IC卡才順利上路，一直到十六年後的今天，比起還在用卡式和紙本的身分證和駕照，健保卡還是先進許多！

最值得一提的是，他在防疫處長任內，迅速處理屏東甲魚池霍亂弧菌汙染事件，不但沒有發生霍亂病患蔓延問題，也保住絕大部分業者生計。當地甲魚業者給他「功在漁業」牌匾的同時（我們都笑稱牌匾文字應該寫成「功在王八」），他卻被監察院彈劾。他難過了一天，隔天，他打起精神繼續為防疫奮戰。到今天，我們都認為他受到監察院彈劾，是他一生最光榮的事。

總之，這是一本好書，不看，你會後悔一輩子的！

作者序

為傳染病記錄歷史

文／張鴻仁

　　2017年冬，女兒家薰和夫婿回臺辦婚禮，歸寧宴中，我請了我的老長官，監察院張博雅院長來給這對新人祝福。婚禮前，我去監察院向她報告時，一聊就聊到當年她擔任衛生署長時，派我擔任防疫處處長的往事。離開監察院時，張院長交辦了一件「工作」，要我寫那一段的防疫史，並限我半年內完成。

　　女兒的喜事辦完之後，我才有空好好想一下長官交辦的事。回到辦公室，把當年張署長任內編輯的《臺灣公共衛生發展史》五大冊中，有關傳染病的部分，翻了一遍，才驚覺茲事體大，這麼大的工程，當時不知動員了多少人才完成，我現在已經在民間，怎麼可能寫史？

　　1982年，我剛從醫學院畢業，並於秋天進入臺大公共衛生研究所，到臺大，發現其他同學都在忙一件事，「臺灣地區

發生了口服沙賓疫苗全面接種後，全世界最大的小兒麻痺大流行」。十幾年後，我奉派擔任衛生署防疫處處長，參與小兒麻痺根除計畫，跟隨許多專家到衛生所去查看俗稱藍本子的預防接種工作簿，才把當年大流行的原因給找出來。1996年，我參加在巴黎舉行的國際防癆聯盟年會，發現全世界每個國家不論大小及發展的程度，全部都用同一張格式的報表來表達該國結核病流行與防治的成效，和我在臺灣看到的完全不一樣，兩個不同的傳染病在臺灣流行，難道問題都出在統計表？

　　1984年12月，一位美國籍患者在桃園機場過境，因病危而收治，成為臺灣的第一個愛滋病例。當時的衛生署許子秋署長聽取報告後，立刻指示成立「行政院衛生署後天免疫缺乏症候群防治小組」，並列入應報告之傳染病。隔年7月，臺大血液科專家沈銘鏡教授參加在美國聖地牙哥舉行的世界血栓國際會議，會議中的專家達成「加熱處理過的凝血因子，可以殺死愛滋病毒的共識」。美國立即要求藥廠禁用未經加熱處理的血液製劑，但日本政府受到國內外廠商的壓力，遲遲不肯發布禁令，繼續使用，結果成為最大的受害國。十年後，日本內閣為當年的決定鞠躬道歉。

　　當時在臺灣，由許子秋署長親自主持的第二次防治會議，

立刻做了兩個重要決定，由醫政處長督導的捐血中心立刻增加供應冷凍沉澱品（Cryoprecipitate），以確保病人有「藥」可用；藥政處立刻宣布禁止使用，並回收退運未經加熱處理的凝血製劑，那時主導政策的葉金川先生與黃文鴻先生，都只有35歲。

1990年，臺灣爆發安非他命大流行，學生、計程車司機、上班族等，整個社會完全在無預備的狀況下被安毒攻陷。當時的藥物食品檢驗局局長黃文鴻先生在署務會議提出一份報告，「藥檢局一直接受檢調單位委託進行不明藥物的檢驗，過去半年來看到一個趨勢，甲基安非他命檢出的比例愈來愈高」，時任衛生署長的張博雅女士，立刻向行政院報告，臺灣已經進入安非他命大流行，要採取積極而堅決的措施，您或許會問，這本書寫的不是傳染病嗎？毒品的氾濫，也算流行病？

1995年，全民健保開辦，同時臺灣全島爆發登革熱大流行，上一次全島登革熱大流行是在戰時的1942年，當時六百萬人口中，有近八成都受到感染。首善之區臺北盆地的郊區，爆發民眾休閒之郊山因為貯存灌溉用水桶成為白線斑蚊的孳生源，這是世界上有直接證據由白線斑蚊分離出病毒爆發的最重要流行。

同年，桃園縣平鎮國小爆發痢疾大流行，原因是水池和廁所太近造成汙染，老祖宗三合院左青龍、右白虎，一邊鑿水井，一邊放水肥的觀念已經被遺忘。在此之前，高雄橋頭，臺中市育仁國小均已發生過同樣的汙染案例；到了2007年，臺中北屯國小又再爆發一次，我們不但忘了老祖宗的智慧，還不記取教訓，怎麼能讓糞水污染一再發生？

　　1997年，南部又發生登革熱，我跟隨預防醫學研究所兩位蚊子博士到臺南看孳生源，突然接到辦公室的一通急電，立刻趕到高雄榮總感染科，這是1980年代之後，第一次發現我國有本土性霍亂病例。這個病例的通報非常迅速，所以立刻獲得控制，但是對於感染源「甲魚養殖池」的後續處理，防疫單位三頭馬車，爭功諉過的結果，留下防疫成功，主管被彈劾的奇特歷史。

　　1999年，衛生署完成三個防疫單位之整合，成立疾病管制局，立刻遇到九二一大地震，甫成立的新機關立刻以防疫的精神動員至災區，結果發現疫情容易控制，謠言難止，媒體報導災區山地鄉引爆100多人的痢疾感染，立刻引起恐慌，幸好當時疾管局副局長許國雄先生，人在災區，不到一小時就釐清疫情。事實是山區有100多人看診，2人腹瀉，被誤傳成100多人腹

瀉，恐染上傳染性痢疾，爆發災區傳染病大流行，可見傳染病防治對謠言的處理，有時要比防疫工作更迅速。

　　2002年冬天，廣東謠傳爆發「非典型肺炎」，西藥的克流感及中藥的板藍根均缺貨。次年春，一位教授從廣東抱病到香港參加婚禮，不經意把一個新興病毒帶到全世界，光光臺灣三個月的SARS流行期，經濟損失就超過數百億。

　　醫學界原本以為傳染病的時代已經結束，上世紀末，大家為人口老化、慢性病、癌症發生與盛行，以及全民健保的規劃與開辦，轉移了社會關注的重點，而對傳染病漸漸失去了警覺。殊不知失控的傳染病，在歷史上常常可以摧毀一個文明或扳倒一個政權。

　　許多歷史再不寫下來，恐怕過幾年就「不可考」，長官要我寫歷史，我雖力有未逮，但是為了下一代可以回顧這一段歷史，就寫一本故事書吧！

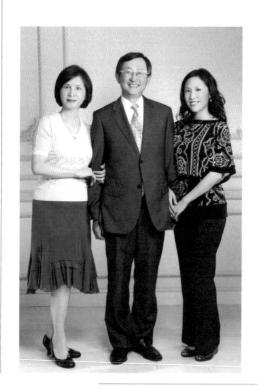

謹以此書
獻給我的愛妻麗瑛及嫁在美國的女兒家薰

關鍵戰疫
臺灣傳染病的故事

前言

　　臺灣的公共衛生發展史,有血有淚,有汗水有收穫,有失敗有成功,值得說的故事非常多。我有幸在醫學院畢業時就躬逢其盛,遇到一次小兒麻痺大流行;十五年後的1990年代,我在一個意外的機緣中,被任命為防疫處處長,對防疫體系有極深入的了解;之後又參與防疫體系的再造,擔任了疾病管制局的首任局長,才上任三個多月,就逢九二一大地震。

　　2003年,SARS的危機期間,我擔任中央健保局總經理,在和平醫院封院事件之後,被徵召負責醫療體系的動員與後勤支援,那段期間抗煞總指揮李明亮教授,每天要透過電視轉播向全國民眾報告,而他報告的內容,我每週兩次以英文向駐臺國外使節簡報。

　　因為個人參與了1980年代以後的防疫政策與「戰役」,所以這本書純粹以個人的經驗來「講故事」,書中只要是「數字」或年代一定是有根據的,我也以做學問的嚴謹態度一一求證,只差沒有像論文一樣逐條列出參考資料。不過,畢竟是說

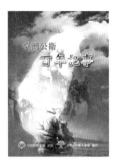

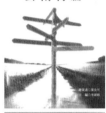

若想進一步了解臺灣的防疫歷史，可詳見《臺灣公衛百年記事》、《發現臺灣公衛行腳》或《Malaria Eradication in Taiwan》（圖片來源／衛生福利部、陳拱北預防醫學基金會、疾病管制署）。

故事，不是寫正史，許多自己的回憶，從不同的角度，也許大家對當時事件的印象會有差異或看法不同，這在所難免，也歡迎指正！

寫這本書還有一個目的，就是希望未來有志投入防疫工作的同仁，可以從歷史故事中學到教訓，例如故事中許多前輩們這麼有遠見，這麼英明，這麼懂統計。

另外，有幾個重要的防疫故事，我在書中並未提及，例如：世界聞名的B型肝炎防治，因這部分的著作很多，大家有興趣可以自行閱讀；又，臺灣另一個聞名全球的防瘧根除計畫，亦有許多重要的歷史文獻發表（可詳見《臺灣公衛百年記事》、《發現臺灣公衛行腳》或《Malaria Eradication in Taiwan》），因我進入衛生體系時，這些工作已經完成，所以不在這本書的涵蓋範圍。

最後要特別感謝疾病管制署的同仁，在書寫本書的過程中，提供了我在找歷史文件時的協助，還有黃文彥先生到國家圖書館翻拍舊聞。除此，最為重要的，是我的祕書嘉銘，如果沒有她看得懂我的草書，日以繼夜地把我的手稿變成電子檔，當然出書就遙遙無期了！

關鍵戰疫
臺灣傳染病的故事

第一章

痢疾：
糞口傳染的典型

痢疾的傳染性致病生物體是志賀氏桿菌（桿菌性痢疾）及阿米巴痢疾。1895年，日軍攻臺時，曾爆發痢疾大流行，日軍反而病死多於戰死……

左青龍、右白虎的風水思維

農業時代的三合院是講究風水的，風水指的是方位，但老祖宗的智慧常藏在一般人不能了解的玄學中。人類很早就知道排泄物和飲用水必須分開，所以三合院的水井和茅房要分開，一個在龍邊，一個在虎邊（左青龍、右白虎），以現代的語言來說，就是不會交叉污染或糞水合流。

到了工業化社會，房子愈來愈密集，供水採自來水，糞便用化糞池或汙水管處理，人們以為這些現代科技可以確保飲水不受汙染，卻忘掉建築如果不小心，糞水就會合流。

水遭到排泄物污染聽起來噁心，平常我們雖有燒開水的習慣，但是刷牙、洗臉、淋浴，不保證這些被汙染的水不會吃到肚子裡。

極少量糞便裡的細菌稀釋在水中，不易看出對人體的影響。我們周遭都是細菌，人體的表皮、鼻孔也都有各式各樣的細菌，所以光用眼睛看不出糞水交叉汙染，用了很久，也不一定會被察覺。大家一定聽過噁心的殺人棄屍法，兇手將屍體丟進屋頂水塔，住戶一開始只覺得水味道怪怪的，破案後才覺得恐怖，但也沒聽說住戶喝了屍水後，出什麼嚴重毛病。臺灣俗

關鍵戰疫
臺灣傳染病的故事

語說「垃圾吃，垃圾肥」，或說「不乾不淨，吃了沒病」，就是同樣的意思。極少量的糞水交叉汙染，連味道都沒有。

超級細菌：志賀氏桿菌

志賀潔（Kiyoshi Shiga）是19世紀日本醫生及細菌學家，在1897年負責調查日本赤痢流行。當時一爆發就有幾萬人受到感染，致死率高達20%，他分離出引起嚴重赤痢最重要的病原菌，所以這病原菌用他的名字命名為Shigella dysenteriae，即是今天我們都熟悉的志賀氏桿菌。

日軍攻臺
病死多於戰死

1895年5月29日，日本派北白川宮能久親王的近衛隊，在現在核四廠所在的鹽寮登陸，6月3日攻占基隆，7日兵不血刃進臺北城。往南征戰中，日軍遭到比預期中頑強的抵抗，於是派駐大連的乃木希典大將率第二師團，於10月11日登陸枋寮後平定全臺。

不過，這個勝利並沒有太大的慶祝，征臺大元帥北白川宮能久親王在彰化得到霍亂，病死臺南。

根據小田俊郎所著，洪有錫先生譯的《臺灣醫學五十年》（1995，前衛出版社）記載，在近衛師團服役的堀內次雄軍醫，「於8月6日抵達基隆，7日進入臺北。當時臺北流行霍亂，陸軍傳染病醫院住滿了霍亂和赤痢病患，每天上午都有屍體送往火葬場，因為屍體太多，只能以草席捲起，用一根竹竿抬走，就像搬鮪魚一樣，駐紮在市內的軍隊雖然暫時到新莊，當時稱為海山口的地方避難，但那裡也發生了霍亂，只好借住板橋富豪林本源家。」

平定臺灣的困難之一是原住民頑強抵抗，但惡疫和溽暑更使日軍傷透腦筋。明治28年（西元1895年）5月26日至12月15日，日軍受傷者有515人，戰死者有164人，相對的，罹患病者（因病住院者）有26,994人，病死的有4,622人，他們幾乎全是罹患瘧疾。

征討軍首次嘗到了瘴癘之地許多風土病及高溫高濕的滋味，隨後渡臺的大多數官民，必須面對不衛生的生活及困難重重的社會情況。這是後來擔任第四任總督兒玉源太郎的民政長官後藤新平（本身是個醫師）提倡「生物學統治」的原因。

其中，今天還看得到的歷史建築就是常德街一號臺大醫院舊址，以及仁愛路一段近中山南路的那半片臺灣總督府醫學校遺跡。不過，後藤對臺灣公共衛生的重大貢獻之一，在於自來水系統的建立。有了乾淨的飲水，經口傳染的傳染病才能初步得到控制。

自來水系統
與廁所設施的問題

　　二戰後，國民政府退守臺灣，臺灣民間流行一個笑話，說許多阿兵哥看到家家戶戶的牆上裝了水龍頭，一打開水龍頭，自來水源源而來，所以到五金行買了水龍頭，就往自家牆上敲進去，結果當然沒有水，就去五金行理論說賣劣貨、假貨！

　　國民政府軍隊許多都是農村子弟，一輩子只喝過井水、溪水，當然不知道自來水系統是如何建立的，但是今天的臺灣人也不知道為什麼世界主要國家的自來水系統，從來沒見過臺式的屋頂水塔，及埋在建築底下的蓄水池。

　　答案是管線不良，不敢加壓，所以水壓不足的高樓層，只好家家戶戶自力救濟裝水塔。我們的自來水系統，認真說只有

半套，因為不敢加太大壓力，所以管線有被汙染危險，所以我們的自來水仍是不可以生飲的！

走遍全臺，再去日本旅遊，會發現臺灣的小學跟日本怎麼那麼像，很像放大的三合、四合院，那麼左青龍、右白虎的建築智慧還在嗎？

日本人在臺灣建立小學時，有些已經有自來水系統，所以很多學校不必再靠水井，有水井的地方，日本人也沒有忘記老祖宗的智慧。但是戰後的臺灣和全世界一樣迎來戰後嬰兒潮，在1950到1970年代，學童數目爆增，校舍不足，戰後又缺乏資源，所

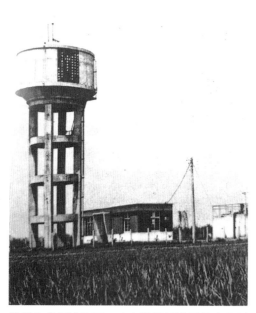

戰後在美援補助下，政府於鄉村社區興建小型的簡易自來水塔（圖片來源／衛生福利部出版之「臺灣地區公共衛生發展史第二冊」）。

以加蓋教室廁所時常因陋就簡，日本人留下來的規格，以及老祖宗的智慧，已經沒有時間想了。

志賀桿菌的傳染力特別強，所以在肉眼看不見的糞水汙染中，常常是因為爆發突發性的赤痢群聚感染，才發現水源遭到汙染。

赤痢，指的是帶血的下痢，是古代中醫留下的名詞，現代醫學稱為桿菌性痢疾，是所有細菌引起的下痢中，致死率與傳染力最高的一種，在腸道傳染病排行榜上僅次於霍亂，高居第二位。發生赤痢，常是衛生環境及衛生習慣不佳所致。

臺灣1971年成立衛生署，原本每年桿菌性痢疾報告病例不多，只有個位數或十位數，但等到細菌學診斷與通報系統逐漸建立之後（約1982年後），報告病例逐漸增多，復以疫情通報改善，國內桿菌性痢疾每年的病例數均超過百人以上，其中並發生過數次大規模流行。

第一響警鐘

1991年9月底，高雄縣橋頭鄉仕隆國小發生桿菌性痢疾流行事件，全校1530名學生及62名教職員中，約有358名學生及7名

教師發生腹瀉等症狀，環境檢體主要分離出志賀氏痢疾桿菌D群（Shigella sonnei），該校兩口地下水井皆位於廁所附近，其中一座為當月剛啟用之廁所，其排水溝明顯穿越地下水井地勢的上方，以紅色六號色素投入廁所化糞池，最後於水井供應之水龍頭水中發現紅色色素蹤跡，證實該校地下水井遭鄰近廁所排泄物污染。因此立即封閉地下水，並全面換裝自來水管。

第二響警鐘

1993年9月，臺中市育仁小學發生桿菌性痢疾及阿米巴痢疾混合流行，公共衛生界如何證明飲用水被汙染？就是先投擲紅色六號色素到化糞池中，再到儲水池檢驗有沒有紅色色素，用這方法證實痢疾發生原因與該校使用之地下水受鄰近廁所化糞池汙染有關，因此衛生局立即督促該校封閉地下水，並全面換裝自來水管。

無三不成禮

1995年11月，當衛生署因為全民健保開辦而人仰馬翻時，

桃園平鎮又傳來學童罹患痢疾的通報。展開調查時，疫情已爆發一段時間。

　　一般而言，小朋友腹瀉會先在附近診所就醫，一般開業醫不具備細菌培養的設備，都先用抗生素治療；等到嚴重病例轉到大醫院後，才會採糞便檢體做細菌培養。等培養確認後，常常離第一個指標病例發病已經數星期以上。

　　一旦接獲通報，有經驗的衛生團隊，很快地就鎖定感染源，果然再度證明又是水井挖在化糞池旁惹的禍。這是衛生署成立後最大一次流行，總計師生404人感染，全校數千人接受預防性抗生素投藥治療。

九二一的震撼

　　九二一大地震，正逢衛生署將三頭馬車，防疫處、檢疫總所及預防醫學研究所三合一，統整成為疾病管制局之後的秋天。震災發生後，災區一片狼藉，加上媒體大幅報導各種訊息，每天觸動臺灣人的神經。

　　每當電視報導出災區缺什麼，沒多久，災區就會湧入臺灣人瘋狂捐獻的該項物資。愛心氾濫造成災區第一週後，南投縣

政府得用體育館存放棉被、飲用水、泡麵等物資。有位藝文界名人到了南投集集，聽說當地缺注射針筒，幾天內衛生所堆滿這些愛心物資，連走路的空間都沒有。

災區爆發痢疾？

震災發生的第二天，已經有公共衛生專家鐵口直斷災區傳染病定會發生，所以甫成立的疾病管制局早就「挫在等」（臺語，很緊張的意思），並在第一時間就派消毒車前往災區消毒，領軍的是一位美女分局長李翠鳳，政府同時將疫病防治經歷豐富的許國雄副局長派到南投坐鎮。

果不出所料，第三天電視報導南投山區爆發痢疾，共有100多人感染，幸好料敵在先，疾管局許國雄副局長第一時間就趕到了謠言中的疫區，發現因為交通受阻，有醫師志工靠兩條腿跋涉入山，該醫生共看診了100多人次，其中只有2位拉肚子，卻被誤傳為100多人感染痢疾，謠言之可怕，媒體的放大效果可見一斑。

那一天，衛生署在幾小時之內讓新聞臺更正訊息，的確，傳染病防治是在跟時間賽跑，闢謠也是。

關鍵戰疫
臺灣傳染病的故事

是水污染，還是衛生習慣不佳？

臺灣山地鄉每年都會傳出痢疾疫情，1996年春，仁愛鄉傳出痢疾群聚感染。群聚（Cluster）是傳染病防治重要的觀念，有聚集必有共同感染源，不找出源頭，就無法完全控制傳染病的擴散。山地鄉衛生環境較差有許多原因，首先，山上種水果、種菜，常用雞糞肥，每年春耕施肥，蒼蠅滿天，衛生不佳可以想見；其次，山地鄉自來水不普及，大部分部落接山泉水；第三、部分居民衛生習慣不佳，都是可能原因。畢竟病從口入，像痢疾以及霍亂、傷寒等腸道傳染病，絕大部分是吃進去的。

沒有調查就沒有發言權

沒有調查就沒有發言權，這句共產黨的老話，其實更是公共衛生工作者的箴言。在討論仁愛鄉痢疾疫情的一次署務會報（衛生署每週的高階主管會議）中，幾位專責防疫工作的長官在會議裡舌戰，大部分主張是水源受到汙染引發疫情，建議立刻裝設簡易自來水。第二天，防疫工作人員上山看到指標病例

家中乾淨的貯水槽以及廚房，但走廊上小孩爬來爬去，在地上吃飯，蒼蠅到處飛，一到現場答案就很清楚了，是飲食衛生習慣不良，環境衛生條件差，水不是問題。

意外的發現：無症狀的帶菌者

每年臺灣不同山地鄉都會有大大小小的痢疾群聚感染個案，每個故事都很像，先有一個指標病例被通報，然後衛生單位開始調查疫情，同時對接觸者或共同生活者擴大採檢，發現更多感染者，然後媒體就報導疫情擴大。

幾次教訓之後，我們提出了一個理論，山地鄉每年有痢疾，可能原因在於部分原住民抵抗力特別強，所以帶有細菌在體內，平時看不出來，一旦周遭有人發病，衛生單位擴大採檢就把這些潛藏的帶菌者找出來。其實，這些健康帶菌者（healthy carrier）一直在山區生活，他們說不定是感染源，但絕不是疫情擴散的結果。

2000年政黨輪替，首任衛生署署長李明亮找來一位小兒科醫師兼傳染病專家的黃富源先生當副手，大部分臨床醫師對志賀桿菌的致病力及傳染力敬畏有加，所以當時疾病管制局提出

關鍵戰疫
臺灣傳染病的故事

這個看法時，黃副署長非常認真的去找醫學文獻證實。的確，連這麼毒的細菌都可以有健康帶菌者！

結論是山地鄉的群聚感染，大多數是衛生習慣不良引起，跟水源污染無關，而且由於健康帶菌者的存在，疫情調查檢驗出的個案，不一定是受害者，更不代表疫情擴大。

我們讓孩子喝糞水？

回到平地，進入21世紀，回顧上世紀末三次學校的痢疾流行，都是學校為了節省經費，自己挖水井，但是老祖宗留傳給我們的智慧已經失傳，水井挖在化糞池邊，如果不是志賀桿菌傳染力特別強，用赤痢來告訴我們糞便交叉感染，那麼三所學校的學童飯前洗手、體育課洗臉，甚至口渴，開了水龍頭就喝的是什麼水？我們在意嗎？

平鎮國小事件後，衛生署發了一張正式公文給教育部，建議清查所有學校如有使用水井，應該確認沒有交叉感染的情形，這紙公文有多少學校認真執行，我們並不清楚。但是進入21世紀後，2007年11月臺中市北屯國小又爆發痢疾疫情，該校教務主任說，應該是化糞池底部破裂，汙染了地下水，再被井

水抽上來。

　　歷史一再重演，難道我們每次都要用志賀桿菌來檢查井水有沒有被汙染？衛生界以紅色色素放到化糞池，然後再檢驗日常用水，每年花不了多少錢的工作，難道全國學校不應該定期執行？或者應該更進一步問：水井可否不要擺在化糞池旁？

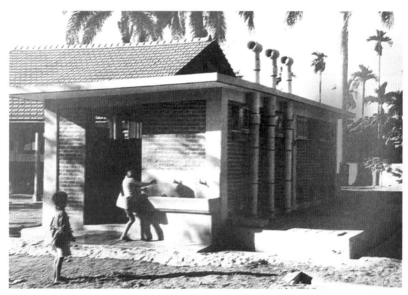

1990年代的三次學校痢疾流行事件，提醒我們水井別挖在化糞池邊，以免化糞池破裂，糞水汙染了井水，讓學童罹患痢疾（圖片來源／衛生福利部出版之「臺灣地區公共衛生發展史第二冊」）。

關鍵戰疫
臺灣傳染病的故事

第二章

小兒麻痺：
預防接種的勝利旅程

小兒麻痺症是由小兒麻痺病毒所引起，主要預防途徑是疫苗接種。2015年，世衛組織間接承認臺灣已根除小兒麻痺，但未完成疫苗接種者仍為高危險群……

「藍本子」記錄了臺灣公共衛生的基礎工作

藍皮直式B4規格的「預防
接種工作紀錄簿」，俗稱「藍
本子」，是公共衛生護士執行
嬰幼兒預防接種工作最重要的
紀錄。由於臺灣有日本統治時
代建立的戶政系統，「地段護
士」可以挨家挨戶執行公共衛
生業務。

一直到1971年退出聯合國
之前，臺灣公共衛生體系從傳

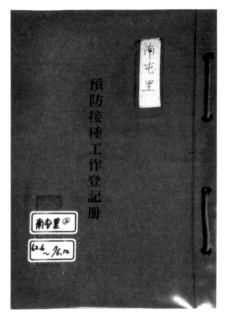

染病防治、家庭計畫、婦幼衛生到預防接種，各項公共衛生工
作最重要的基礎就是「藍本子」。

總統牌醫師
填補了早期鄉鎮公衛醫療人員的空缺

1973～1977年間，政府為了照顧退伍的衛生勤務軍人，多

次舉辦特考，核發了幾千張醫師證書給那些未曾受過正式醫學教育，只有部隊衛生勤務與醫療作業經驗的退伍軍人。這是蔣經國先生接任總統後執行的政策，所以這群人有個響亮的稱呼：「總統牌醫師」。

　　1980年代前，衛生局局長及衛生所主任都必須具備醫師資格，但是1970年代正逢越戰，美國缺乏醫師，所以大量向世界招募，當時又適逢退出聯合國與臺美斷交，導致臺灣正規醫學院畢業的醫師大量外流。

　　之後臺灣經濟成長，人民財富增加造成醫療需求大增，臺灣迎來了開業醫快速發展的黃金時期。當時甚至傳聞一次流行性感冒大流行，開業醫看診的收入可以買下整條街房子的說法。可是，相較於私人診所蓬勃發展，公共衛生體系人員領的是公務員的薪水，自然長期招募不到醫師，總統牌醫師剛好填補這個空缺。

　　臺灣衛生體系於1990年代修改衛生局所任用資格之前，各縣市甚至約有一半以上的衛生局局長是總統牌醫生。1980年代在陽明醫學院公費生開始下鄉，各鄉鎮迎接「群體醫療中心」的黃金十年（1984～1993年）之前，許多衛生所主任不是空缺，就是由總統牌醫師擔任。

基層衛生體系崩壞

1983年，李登輝擔任臺灣省主席，有一次他下鄉視察看到建築老舊、士氣低落的衛生所，不經意說出，「這樣的機構該廢了吧！」這句話引起當年的青年才俊，從美國拿到博士學位的歸國學人楊志良在報紙上發表「廢除衛生所萬萬不可」的傳世大作。

簡單的說，1970年代是臺灣公共衛生體系最黑暗的時期。因此，以一次傳染病大流行敲下警鐘，似乎也是不可避免的事。

1 ＞ 0 的考古題

流行病學有一道考古題，「如果某一個傳染病的發生率是0，當你看到第一個確定病例，能不能宣布這個傳染病已經爆發大的流行？」我考研究所背考古題時，被我在實習地點一位資深醫師聽到，大笑地說：「只有一例，怎能叫做流行？」當時是1981年秋天。

1982年3月，著名小兒科醫師李慶雲教授接受衛生署委託到

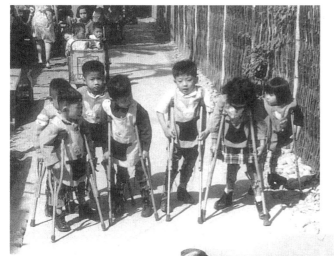

1960年左右的小兒麻痺患者
（圖片來源／衛生福利部出版
之「臺灣地區公共衛生發展史
照片選集第二冊」）。

聯合國兒童基金會程怡秋主任將
小兒麻痺疫苗移贈我國，由衛生
司張智康司長（左二）及省衛生
處許子秋處長（右二）代表接受
（圖片來源／衛生福利部出版之
「臺灣地區公共衛生發展史照片
選集第二冊」）。

　　嘉義調查一例疑似小兒麻痺個案。臺灣自從1965年全面接種疫
苗後，小兒麻痺症幾乎已經絕跡，難道又重現江湖？

這個病例就是考古題裡的「指標病例」，一個被診斷出來的確定病例，代表流行已經爆發，或者在大爆發的初期。

快絕跡的小兒麻痺
居然在1982年大流行

　　小兒麻痺症，學名「脊髓灰白質炎」，是指病毒入侵脊髓的前角（Anterior horn），這部分的神經主管運動，因此被病毒入侵後造成肢體麻痺。小兒麻痺病毒進入人體，大約七成以上的人完全沒有症狀，25％至30％左右的人只有發燒、喉嚨痛或頭痛等像感冒一樣的症狀，只有千分之五的病例會造成肢體麻

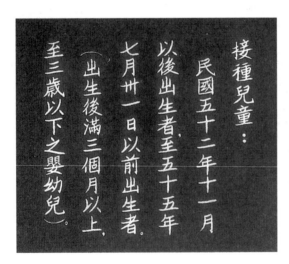

接種兒童：民國五十二年十一月以後出生者至五十五年七月卅一日以前出生者。（出生後滿三個月以上，至三歲以下之嬰幼兒）。

政府曾訂頒規定，要求民國52年11月以後出生的嬰幼兒均應接種小兒麻痺疫苗，臺灣從1965年後，就全面讓新生兒接種疫苗（圖片來源／衛生福利部出版之「臺灣地區公共衛生發展史照片選集第二冊」）。

關鍵戰疫
臺灣傳染病的故事

痺，死亡率隨年齡上升而增加，小孩在2％至5％左右，成人約15％至30％。

　　除非對所有感冒症狀的患者檢驗病毒，才能知道是不是感染小兒麻痺症。否則，從外觀來判斷，第一個會被發現的病例，一定是麻痺型的病患。

　　在那個資訊傳遞緩慢，城鄉醫療差異極大的時代，一個小朋友從發生麻痺，到確定是由一個重要傳染病病毒引起，常要花幾個月的時間。以麻痺型案例發生率千分之五來推測，當我們看到一個麻痺型個案時，周圍其實已經有數百案例感染。從這個角度來看，看到第一個確定病例的時候，流行確實已經爆發！

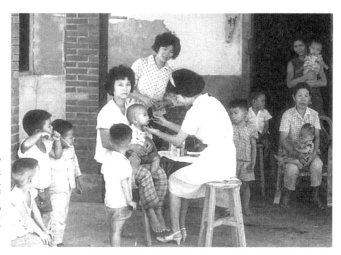

1966年小孩接種小兒麻痺口服疫苗情形（圖片來源／衛生福利部出版之「臺灣地區公共衛生發展史照片選集第二冊」）。

從5月第一個指標病例確診，7月後的全面大爆發，到10月流行結束，這次大流行期共通報1043個案，其中98例死亡。如果用前述麻痺型發生率千分之五來推估，這次大流行應該有數十萬個人感染。

No of cases of paralytic poliomyelitis by date of onset, Taiwan, May - Oct '82.

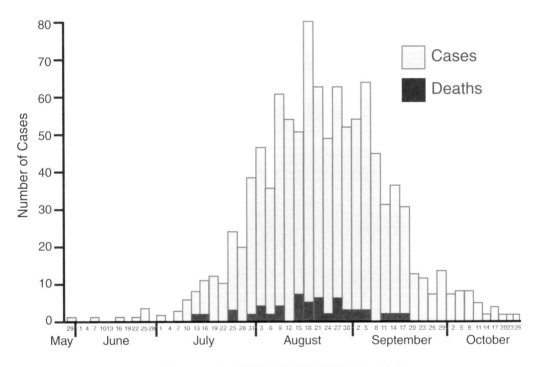

THE LANCET, DECEMBER 8, 1984

關鍵戰疫
臺灣傳染病的故事

人口遷徙竟然影響了
傳染病的預防接種率

　　再來談談俗稱「藍本子」的「預防接種工作紀錄簿」。1970年經濟起飛，迎來戰後臺灣社會最大變遷，鄉村人口尤其是年輕人大量往都會區移動。以大臺北地區為例，三重、板橋、新莊、蘆洲等地湧入大批中南部人口。反映在公共衛生體系中出現城鄉兩個不同面貌的公衛問題。

　　「地段護士」要負責完成地段內所有嬰幼兒的預防接種，並逐一登記在藍本子上，再據以計算「預防接種率」。其計算方式是「所有完成預防接種的人數（這是分子）」，除以「所負責地段所有嬰幼兒數（這是分母）」，再乘以100%，就是預防接種完成率。當時因為人口大量外移，民眾只有逢年過節才回家，加上長途電話昂貴，地段護士常找不到人，導致預防接種的績效指標愈來愈差。

　　因為有太多空戶或人不在戶籍的情況，對於這些基層公衛人員而言，每天一樣認真，但統計績效愈來愈差，導致她們士氣低落。不知是哪一年，負責督導的臺灣省衛生處同意修改這個績效指標，把空戶或籍在人不在從分母中扣除。這個改變的

最大後遺症，就是藍本子不再能真實反映實際的預防接種率。

扣除分母後，鄉下地區的地段護士終於可以只負責追蹤在地的嬰幼兒。那麼，那些跑到都會區的小朋友怎麼辦？是誰在追蹤他們有沒有定時接受預防接種？

都會區的衛生所人滿為患。當時公共衛生教育有一定的普及率，許多父母會主動到衛生所打預防針，這些都會衛生所的預防接種工作績效都超過100％，因為來了太多非當地戶籍的外來人口。這裡的統計，當然也已經失去意義。

無論是鄉下，還是都會，在省衛生處看到的績效都是「很好」！有趣的是，這個「績效很好」的報表可以一代傳一代，大家都高高興興，但是沒有人知道那些沒有預防接種概念，不會主動去衛生所的家庭有多少？也沒有人回答得出來全國真正的預防接種率是多少？

根據1984年發表在著名醫學期刊《刺胳針》（Lancet）的研究指出，1982年發病的小兒麻痺患者中，86％的發病者可以追溯有無預防接種史，其中65％沒有接種任何一劑口服小兒麻痺疫苗，只接種過一劑的占19％，二劑或三劑以上的各占8％。結論很簡單，沒有接種或接種不完全，才是導致這次大流行的元凶，而不是疫苗失效（指的是保存不良或疫苗無效，所以雖接

關鍵戰疫
臺灣傳染病的故事

種了，還是發病）所引起。

當人口遷移不顯著、統計方式確實時，每個層級都很認真地看待預防接種完成率。藍本子統計表告訴我們，預防接種完成率的分子是已接受預防接種之該地區嬰幼兒；分母是該地區所有戶籍上全部嬰幼兒數。當接種率達到「族群免疫」（Herd Immunity）的時候（當一種傳染病，其族群有一定比例具免疫力時，當地就不會流行該疾病），大家都可以安心地按照標準作業程序來運作。

可是，當人口外移嚴重，太多人不住在戶籍地，而基層公衛人員反映統計困難時，決策者可能只想到對基層同仁公平，卻沒有想到人口遷徙對預防接種率的影響，當然更不會料到只是小小地改變分母，居然會引發一個傳染病大流行！

家庭醫師萌芽

小兒麻痺大流行後，基層衛生體系百廢待舉。這時正逢第一批培養了七年的陽明醫學系公費生畢業，為了爭取這批生力軍到衛生署所轄的公衛體系服務，當年的醫政處處長葉金川親自來到唭哩岸開說明會，只傳遞一個重要訊息：「家庭醫師制

與群醫中心會是未來基層醫療主流」。

　　許多陽明醫學系的優秀畢業生在他的號召下，不再投入當年醫科最熱門的內、外、婦、兒科執業，而是自願成為家庭醫學科的第一批生力軍。這裡面最具代表性的人物就是徐永年，現任衛生福利部醫療機構管理委員會的執行長。

鄉鎮基層醫療人員不足
如何解決

　　1980年代，政府苦思如何解決基層醫療，尤其是鄉下地區的醫療問題。當時提出了三種試驗計畫，分別是臺大主導的澳底模式，主要以全職醫生輔以公團隊下鄉服務；榮總主導的四湖模式，主要以大醫院支援醫師定期輪調到鄉下服務；最後是由農會自主設立的鹿谷農會診所。試辦兩年後，四湖模式失敗了，原因是大醫院下鄉醫師無心在鄉下久留，澳底與鹿谷深耕的社區模式反而是大家公認比較可行的未來模式。

　　1984年，第一批陽明醫學院的畢業生在受完兩年完整家庭醫學全科訓練後，徐永年和兩位同學高逖徽與賴靖文申請到雲林四湖衛生所，參加第一批12個群體醫療中心的實驗計畫。

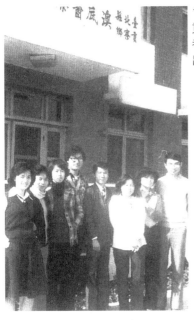

1983年7月1日第一所群體醫療執業中心於臺北縣貢寮鄉設立，由臺大醫院支援醫師。圖中著西裝者是第一任李建廷醫師（圖片來源／衛生福利部出版之「臺灣公共衛生發展史第四冊」）。

1983年7月15日第一所由榮總支援醫師的群醫中心於雲林四湖鄉成立（圖片來源／衛生福利部出版之「臺灣公共衛生發展史第四冊」）。

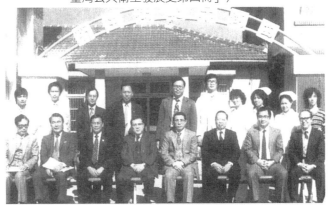

第一百所群醫中心於1989年在雲林縣土庫鎮褒忠鄉成立（圖片來源／衛生福利部出版之「臺灣公共衛生發展史第四冊」）。

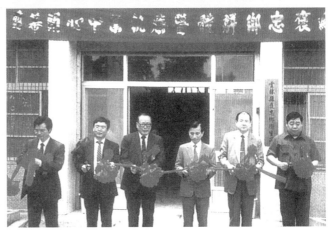

這個試驗非常成功，除了各大醫院的支援以及陽明醫學院畢業生的優秀素質之外，更重要的是，當時衛生署推出醫師獎勵金制度，讓服務於公立醫療院所的醫師，不再只領低階公務薪水（因為醫學系畢業比照大學畢業只有委任資格）。這個重要的政策誘因，加上政府各項獎勵措施，包括150萬的開辦費，以及收費標準比照省立醫院及公勞農保特約機構，讓群體醫療中心初期實驗立刻獲得民眾支持。試辦方滿一年，各縣市政府就積極爭取在衛生所成立群醫中心，一時之間「香火鼎盛」。衛生所由於優秀醫師進駐，開始人氣回籠，成為全民健保開辦前，臺灣基層醫療最重要的支柱。

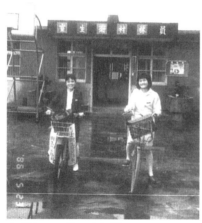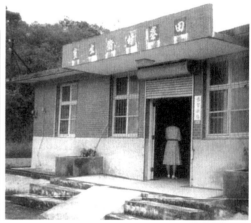

臺灣地區最基層的保健服務單位──村里衛生室，至1995年底止，臺灣地區共計有500所衛生室。（圖片來源／衛生福利部出版之「臺灣公共衛生發展史第四冊」）。

關鍵戰疫
臺灣傳染病的故事

從藍本子到黃卡

由於改變統計方式後，藍本子已無法反映全國真正的預防接種率，衛生署在1982年痛定思痛，製作了黃色的預防接種紀錄卡（俗稱「黃卡」）。每位新嬰兒一張，這張黃卡是1980年代媽媽們的共同記憶，而這只是整個防疫體系再造的第一步。

小學生入學時檢查「黃卡」
良好政策提高疫苗接種率

從1983年開始，預防接種工作全面使用黃卡記錄，已完整重現兒童接種狀況，但當時有個狀況是持卡率不高。有感於國小教育的普遍性，衛生署協調教育部從1988年開始，在臺北市試辦國小新生預防接種紀錄檢查與補種工作。

在小一新生入學時，會檢查預防接種紀錄卡（黃卡），對於沒接種或是沒有完全接種的學童，安排時間地點補接種。這項工作從1991年開始推展至全國，在多年衛教宣導下，家長按時帶子女預防接種，以及妥善保存黃卡的觀念大幅提高。

預防接種時間及紀錄表

姓名：_____　　　　出生日期：__年__月__日

民國80.5.23.修正實施

適合接種年齡	接種疫苗種類		接種日期	下一次接種日期	接種單位
出生24小時內	B型肝炎免疫球蛋白	一劑			
出生滿24小時以後	卡　介　苗	一劑			
出生滿3～5天	B　型　肝　炎　疫　苗	第一劑			
出生滿1個月	B　型　肝　炎　疫　苗	第二劑			
出生滿2個月	B　型　肝　炎　疫　苗	第三劑			
	白喉百日咳破傷風混合疫苗	第一劑			
	小兒麻痺口服疫苗	第一劑			
出生滿4個月	白喉百日咳破傷風混合疫苗	第二劑			
	小兒麻痺口服疫苗	第二劑			
出生滿6個月	白喉百日咳破傷風混合疫苗	第三劑			
	小兒麻痺口服疫苗	第三劑			
出生滿9個月	麻　疹　疫　苗	一劑			
出生滿12個月	B　型　肝　炎　疫　苗	第四劑			
出生滿1年3個月	麻疹腮腺炎德國麻疹混合疫苗	一劑			
	日　本　腦　炎　疫　苗	第一劑			
	日　本　腦　炎　疫　苗（每年3月至5月接種）	隔二週第二劑			
出生滿1年6個月	白喉百日咳破傷風混合疫苗	追　加			
	小　兒　麻　痺　口　服　疫　苗	追　加			
出生滿2年3個月	日　本　腦　炎　疫　苗	第三劑			
國小1年級	減量白喉破傷風混合疫苗	追　加			
	小兒麻痺口服疫苗	追　加			
	日　本　腦　炎　疫　苗	追　加			
國小6年級	卡　介　苗	結核測驗陰性者追加			
國中3年級、國小學生	麻疹腮腺炎德國麻疹混合疫苗	一劑			
育齡婦女	德國麻疹疫苗	一劑			

請與戶口名簿同時保存　　　行政院衛生署印製80.10.500.000

1980年代媽媽們的共同記憶——預防接種紀錄卡（黃卡）。小學生入學時要檢查黃卡，沒有完整的接種紀錄，要到醫療院所補件，這張黃卡一直到全民健保開辦，才被後來的婦女健康手冊取代。

關鍵戰疫
臺灣傳染病的故事

根除三麻一風計畫

當基層公共衛生體系慢慢恢復元氣，並重拾民眾信任時，1990年有兩位專家從美國來臺評估防疫體系，一位是美國衛生部預防接種辦公室主任肯尼士・巴特醫師（Dr.Kenneth Bart），另一位是旅美小兒傳染病專家邱鳳英醫師。他們建議配合世界衛生組織2000年全球根除小兒麻痺症的目標，草擬我國根除的時程。原本的目標是呼應世界衛生組織，在2000年根除小兒麻痺，但當時邱鳳英醫師建議把麻疹、先天性德國麻疹及破傷風一起納入，獲衛生署前後兩任署長施純仁及張博雅大力支持。

1991年7月，行政院核准實施「根除三麻一風計畫」，計畫目標為「1995年在臺灣地區根除野生株病毒所引起的小兒麻痺症，消除新生兒破傷風、先天性德國麻疹症候群，及2000年有效控制及消除麻疹流行」，這個計畫真正奠定了我國現代化預防接種制度的基礎。因為計畫名稱太長，當時的署長施純仁國語比不上英語流利，記者會上一個簡稱「三麻一風」居然一炮而紅，成為當時臺灣公共衛生界朗朗上口的口號。

八八風災護理長
守護冰箱的內幕

2009年八八風災，那瑪夏鄉衛生所護理長李秀花安排鄉民疏散至國小禮堂後，想起衛生所冰箱的發電機需要加滿油，以防斷電。她返回衛生所時遇到土石流，幸好只受了腳傷，有驚無險。

為什麼衛生所冰箱這麼重要？有機會到衛生所可以看到一臺有溫度指示的冰箱，上面會標示「藥品疫苗專用，不可貯存其他用品」。這是預防接種體系最基層的重要環節，因為疫苗是一種生物製劑，運送要有冷運冷藏鏈（Cold Chain）的品保系統，而第一線的使用者——基層診所與衛生所有一臺專用冰箱是必須的。

這臺冰箱不可以冰食物飲料，要有溫度監控，一旦超出最佳保存溫度4℃到8℃，貯存的疫苗會被認定失效，必須銷毀。為了使冰箱可以365天，每天24小時運作，每個衛生所都配置不斷電系統及發電機，以防停電或斷電。衛生所護士把疫苗當寶一樣守護，甚至冒生命危險守護，這就是臺灣基層公共衛生護理人員的可敬精神。而這個冰箱之所以能購置，正是因為當年

「三麻一風」計畫的經費。

疫苗的冷運冷藏鏈

為了確保疫苗從製造、運送到醫護人員手上，期間都在合適的貯存溫度下，以維持疫苗的有效性，國際上發展出一套冷運冷藏鏈（Cold chain）系統，來保證疫苗運到終端的有效性。系統的核心是溫度監控器，顯示疫苗在運送過程中是否曾經超過最適合的保存溫度，如果超過要如何處理，這套體系全部都依科學證據建立，一點都不能馬虎。一旦冷運冷藏鏈無法保證，疫苗就必須丟棄，因為不能確定有效性，不應該給民眾使用。

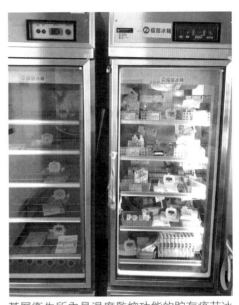

基層衛生所內具溫度監控功能的貯存疫苗冰箱（圖片來源／陳煌江提供）。

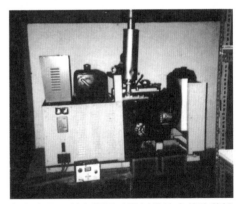

各衛生局、所在斷電時用以維持疫苗冷藏設備電力之自動發電機。（圖片來源／衛生福利部疾病管制署出版之「台灣根除小兒麻痺症紀實」）。

這也就是為什麼在1982年這個技術還未建立時，流行病學家會設法了解臺灣當時的小兒麻痺大流行，到底是不是因為沒有接種疫苗所引起，還是疫苗失效所導致？

當然已經爆發流行後，我們可以設法找到答案，但是系統的建立在於保證環節絕不會出錯，所以衛生所或診所標準的冷藏設備是不可或缺的，而且要確保溫度的監控。

小兒麻痺根除計畫

有句臺灣諺語是「打斷手骨，顛倒勇」，「顛倒」用臺語解釋是「反而」的意思，表示打斷了骨頭，之後癒合的手骨反而更強壯。經過十多年的努力，從「黃卡」彌補預防接種的漏洞，到全面健全基層醫療體系，再到「根除三麻一風計畫」全面建立預防接種基礎，臺灣終於可以向世界宣布根除小兒麻痺，洗刷1982年大流行的恥辱。這條漫長而艱辛的路，是從中央到基層一步一步走出來的。

世界衛生組織在1988年喊出全球根除小兒麻痺的目標，這個目標雖然並未達成，但是讓全世界公共衛生體系動起來。臺灣「根除三麻一風計畫」當年也是為了呼應這口號而實施。仔

細看世界衛生組織訂定的標準，會看到一個奇怪的名詞「急性無力肢體麻痺的通報系統」，為什麼根除小兒麻痺要建立這個通報系統？

小兒麻痺是俗稱，專指有小兒麻痺病毒侵襲人類脊髓的前角，造成神經病變，而引起肢體無力產生麻痺。原來肢體麻痺還分為無力型及僵直型兩大類，會引起急性無力肢體麻痺的，不只小兒麻痺病毒，還有許多原因。

「急性無力肢體麻痺」（Acute Flaccid Paralysis, AFP）監測系統，世界衛生組織的定義是「四肢突然發生無力性麻痺的情形，負責呼吸及吞嚥的肌肉也可能受到影響，這些症狀大都在幾天之中達到最嚴重的程度」。無力性麻痺的意義是指沒有強直性痙攣（spasticity），同時也沒有其他中樞神經系統的運動神經路徑受損的徵候，像是反射動作增強、陣攣（clonus）、腳蹠部的伸張反應（extensor plantar response）等，這類病症特別好發於兒童，所以特別需要監視孩童的麻痺症狀。

世界衛生組織的標準是，一個國家如果所有急性無力肢體麻痺都被通報，同時都可以確認不是小兒麻痺病毒引起，才可以確定已經全面根除小兒麻痺。世衛組織也強調，急性無力肢體的發生率大約是十萬分之一，如果國家通報率太低，表示通

臨床上急性無力肢體麻痺的常見原因		
1	急性前角細胞灰質炎	小兒麻痺病毒及其他神經性病毒（如腸病毒）所引起。
2	急性脊髓病變	脊髓內占據空間病變，如膿瘍、腫瘤、血腫所引起的橫斷性脊髓炎。
3	末梢神經病變	多發性神經炎（Guillain-Barre Syndrome）、急性運動神經軸突病變，以及其他原因之神經病變，如毒素、藥物及全身性疾患。
4	肌肉神經交連疾病	重症肌無力、肉毒桿菌症、蛇毒、殺蟲劑中毒。
5	肌肉疾病	發炎性肌病變，如多發性肌肉、病毒性肌炎、周期性麻痺。

報系統不夠好，無法確認是否真的根除。

全面接種小兒麻痺疫苗

「根除三麻一風計畫」還有個大活動，就是全國再全面接

種一次疫苗。雖然民眾曾經接種，但會不會有漏洞？不管是個人免疫反應或任何環節的小差錯，都可能造成防疫網破洞，這個觀念主要是對公衛體系不夠完備的開發中國家所發展出來的策略。臺灣需不需要再全面接種一次疫苗，學理上是有爭議的，但臺灣一向是全球公共衛生體系的好學生，老師說什麼，我們就做什麼。

小兒麻痺疫苗是活的病毒，在極少數情況下，會產生疫苗引起的小兒麻痺症。實施擴大預防接種時，這些少數的個案會是主管機關頭痛的問題。

問題還包括一種新生兒偶而會發生的嬰兒猝死症候群（Sudden Infant Death Syndrome, SIDS）。看到症候群（Syndrome）這三個字，我們就知道醫學上不完全了解這類疾病的病因。

不明原因的嬰兒猝死症侯群
反而讓家長擔憂疫苗的安全性

依照定義，未滿一歲的嬰兒突然死亡（通常在睡眠中死亡），而且找不到病因，都可以歸到這個類別。家裡的小baby

突然走了，父母親當然非常傷心，假如剛好這個小baby在前一天去看病、打針、吃藥，就會是醫療糾紛。如果剛好打了疫苗，就會懷疑是疫苗引起。在醫學上，嬰兒猝死症候群有一定的發生率，各國差異極大，從千分之一到萬分之一都有。

初生嬰兒到週歲前常要打預防針，所以懷疑疫苗傷害致死很常見，而且每次有父母出來哭訴，就引發媒體報導，這些新聞的負面效應就是家長們開始擔心疫苗的安全性，而影響預防接種的推動。

疫苗傷害救濟制度

根據衛生署出版的《公共衛生發展史》記載，「1986年發生口服小兒麻痺疫苗後造成小兒麻痺症之個案，因此衛生署邀集醫藥界、法界及各公會等代表研商，並參考歐美等先進國家制度，於1988年6月成立預防接種受害救濟基金，並於1989年由預防接種諮詢小組召開第一次會議審議。

臺灣自1992年起，設置獨立審議小組進行審議。期望民眾若有因接種預防疫苗而導致死亡、身心障礙、嚴重疾病及不良反應等傷害時，能經由專業審議，快速獲得合理的救濟，消

除民眾對預防接種可能導致副作用的疑慮，並提升預防接種率。」

1988年衛生署參考德國經驗建立疫苗傷害救濟制度，原因除了上一節所述的嬰兒猝死症候群之外，這種因為全面接種，跟小朋友發生「昨天才打疫苗，今天就……」發生時序上的巧合，處理上常發生許多困難及不必要的爭議。所以，救濟制度的精神在用公眾力量對於極少數不幸個案，不論是否證明與預防接種有關，給予人道救濟或補償。制度一旦建立，會由專家委員會審議，對家長而言，其公正性遠比政府機關可靠。

全國疫苗日

1994年5月14日到25日，臺灣衛生體系總動員舉行了全國疫苗日。這是來自世界衛生組織的概念，針對六歲以下兒童全面接種一劑口服小兒麻痺疫苗，結果非常成功，總共接種了150萬劑，目標就是用疫苗株全面趕走野生株的病毒，截斷任何可能的傳染源。

臺灣為了根除小兒麻痺所推動的政策詳述於疾病管制局出版的「台灣根除小兒麻痺紀實」一書中。書中描述到「衛生署

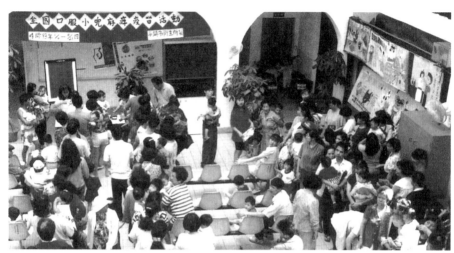

全國疫苗日活動期間，平鎮鄉衛生所大廳的口服站，大批民眾帶著幼兒前往口服小兒麻痺疫苗。（圖片來源／衛生福利部疾病管制署出版之「台灣根除小兒麻痺症紀實」）。

於1993年4月4日到5月31日之間，舉辦了幼兒口服小兒麻痺疫苗全面接種活動。然而，當時政府缺乏活動經驗，宣導不足致成效未達理想，所以又在1994年舉辦全國疫苗日，藉由針對六足歲以下的幼兒全面口服疫苗，在短時間內藉由全體免疫的方式，消滅環境中小兒麻痺野生病毒，截斷傳染源。」

社會總動員

有鑑於1993年活動宣導不足，1994年舉辦的全國疫苗日，

關鍵戰疫
臺灣傳染病的故事

衛生署加強活動宣傳，除了在電視臺密集播放30秒宣導短片外，也在各大報章雜誌刊登廣告，配合廣播、文宣等，將活動訊息傳達給社會大眾。此外，當時的衛生署長張博雅還發了一封公開信給各縣市長與醫師，說明這次活動的主旨，籲請各界協助、配合，並舉行記者會，呼籲家長帶幼兒接種口服疫苗。

衛生署所秉持的宗旨是，只要民眾願意，全國疫苗日，孩子可以在任何地方口服小兒麻痺疫苗，因此全國各地廣設口服站，不只侷限在衛生局所或醫院，也在公園、寺廟，甚至像麥當勞之類的速食店等人口聚集處設有口服站，方便民眾帶著小孩來接種疫苗。

這是一次全面性的社會動員，中央負責策劃與宣傳，地方負責學習，參與的單位包含衛生所、保健站、衛生局，還有戶政單位提供人口資料，警察機構協助找尋流動戶口，亦有相當多的民眾團體積極參與，這些幕後作業也是這次活動能夠順利進行的主要因素。

要證明根除一個傳染病，並且讓世界下決心把所有的病毒株都銷毀，萬一弄錯了，恐怕連製造疫苗的能力都沒有，這是非同小可的工作。所以，必須撒下天羅地網，其中之一就是證明環境中沒有野生的病毒株。根據當年預防醫學研究所的資

料，臺灣自1985年後，環境中從未再檢出野生株病毒。

日本的遊童插曲

　　然而，1993年卻發生了一段小插曲，一名13歲的日本兒童來臺旅遊一週，回國後第三天發病，被證實為小兒麻痺，次日，日本各大報以頭條新聞宣稱該童在臺灣受到感染。此一事件對臺灣的國際形象造成嚴重的打擊，對長期從事病毒判定的預防醫學研究所病毒組專家陳豪勇博士而言，感受更是難以形容。

　　後來，病毒組提供病人分離之小兒麻痺病毒、病毒株區分鑑定結果，給日本國立預防醫學研究所作為佐證，以及日本方面鍥而不捨的追蹤，終於證實該童不是在臺灣感染到小兒麻痺病毒，而是源自於北越，才讓日本預防醫學研究所在病毒學會上，向臺灣預防醫學研究所道歉。

零病例通報系統

　　天羅地網的另一個面向是醫療與公衛體系對於零病例也必

須通報，以確定「真的是零病例」，而不是不知道、不清楚，所以推估是零。無事也要通報最有名的例子是愛迪生的故事，他用自動通報系統，讓他值班時可以打瞌睡。

2008年的八八風災後，政府學到教訓，當颱風時有任何村莊或部落沒有主動通報無事，就代表有事，而且是大事。八八風災時，沒有「無事通報」，兩天之後發現小林村滅村，400多人死亡。所以零病例或無事通報，是公共衛生監視系統的重要觀念。

沒有證書的一場勝利

1996年12月，根除小兒麻痺證明委員會由臺大謝維銓教授擔任主任委員。謝教授回憶：「委員上山下海到最偏遠的臺東縣長濱鄉、屏東縣三地門鄉、瑪家鄉，以及澎湖東嶼、西嶼衛生所，有些地方委員會自備泡麵，卻因搭船嘔吐而無法進食。」他說當時這些連便利商店都沒有的鄉下，居然還有疫苗冷藏專用冰箱及不斷電設備，令他感動不已。

1986到1988年間，曾擔任防疫處長的果祐增委員回憶：「他每次到基層，看到這些公共衛生護士、保健員如何鍥而不

捨的追蹤每一個個案，就被他們所展現的完全奉獻和熱情工作的態度所感動。」他認為根除計畫的成功主要是有1982年大流行的教訓，讓我們不能只看「平均數」（指預防接種率），一定要找出預防接種的死角。其次，是疫苗冷運冷藏系統的建立、監測系統的建立。最後，就是基層衛生工作紀錄的全面電腦化。

2000年6月，經過三年不棄不捨的努力，根除證明委員會完成臺灣地區根除小兒麻痺報告書，送到世界衛生組織的西太平洋分部。可惜的是，臺灣因為兩岸政治因素，永遠領不到根除證書。這對於多年投身於「根除小兒麻痺戰役」的工作人員來說，大概是最大的遺憾。一直等到2015年，世衛組織宣布亞太地區根除小兒麻痺，等於間接承認臺灣已根除小兒麻痺。

第三章

登革熱：
搭蚊子飛的病毒

登革熱是由登革病毒引起的急性傳染病，病毒經由蚊子傳播給人類。全球登革熱好發地區集中在熱帶、亞熱帶，因為這些地區有病媒蚊——埃及斑蚊及白線斑蚊分布。臺灣位處亞熱帶，加上高溫潮溼的氣候是蚊子最愛的生長環境，所以一直處於登革熱流行的高風險地區⋯⋯

沒出國，家中也找不到斑蚊
病毒從哪裡來？

　　全球暖化議題延燒，臺灣登革熱的疫情在上世紀末流行幾
年後，2002年突破5000例。而2014年，高雄爆發二戰後最大疫
情，共有上萬名報告病例；2015年高雄、臺南兩市疫情齊發，
共超過42,000名病例，更重要的是有209名病患死亡。

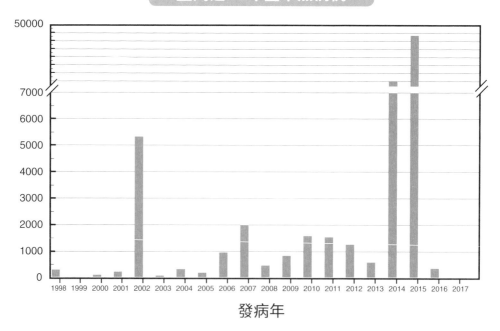

臺灣近20年登革熱病例

關鍵戰疫
臺灣傳染病的故事

值得注意的是，SARS及H1N1之後，機場發燒篩檢系統發揮功能，也發現了更多境外移入個案，這也能反映出東南亞地區的疫情。以最有能力控制環境及有最佳監測系統的新加坡為例，過去15年來的病例數亦時有增加。

1995年8月29日，衛生署預防醫學研究所檢驗證實，臺北縣中和市景安里有一名本土登革熱案例，這報告讓所有防疫人員陷入五里迷霧之中。

機場檢出登革熱境外移入的情形

年	登革熱境外移入總數	國際機場攔檢發現
2012	207	88
2013	264	116
2014	240	118
2015	365	150
2016	363	176

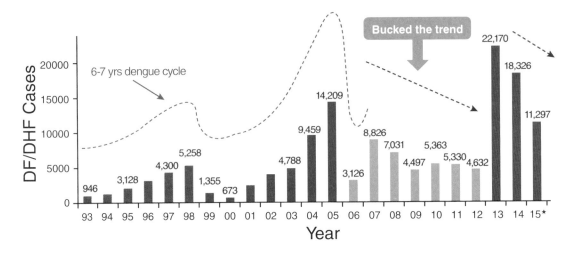

新加坡登革熱疫情
DF/DHF Cases, Singapore, 1993-2015

因為大臺北地區沒有好棲息居家附近的埃及斑蚊，只有郊山有白線斑蚊，而近年來所有的登革熱都發生在有埃及斑蚊分布的南部地區，主要在高屏與臺南，所以這位沒有去過南部，又沒有出國，住家及附近找不到斑蚊，那麼病毒從哪裡來？

蚊媒傳染病：瘧疾及登革熱

蚊子是人類傳染病最重要的媒介，臺灣有兩大蚊媒傳染病

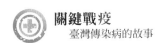
關鍵戰疫
臺灣傳染病的故事

——瘧疾（Malaria）及登革熱。二次世界大戰前，全臺大部分人口都感染過這兩個疾病。

　　瘧疾，戰後在DDT全面噴灑以及全國總動員式的努力下，經過廿幾年努力，1965年，世界衛生組織認證臺灣根除瘧疾。

　　登革熱的傳染媒介是斑蚊，不是瘧蚊，在二次世界大戰期間（1942年）爆發全臺大流行，估計當時全臺600萬人中，有500萬人被感染，之後不知什麼原因，一直到1980年以前，不再有登革熱的病例被通報。

登革熱古名天狗熱？

　　登革熱古名「斑疹」，許多人誤以為古名為「天狗熱」是因古代有天狗吞月，所以就以訛傳訛。其實，登革熱來自拉丁名Dengue Fever，由於日本人直接用外來語（片假名），所以唸成Tengu，而這個發音和日本傳統的紅色鬼面具「天狗」同音，所以

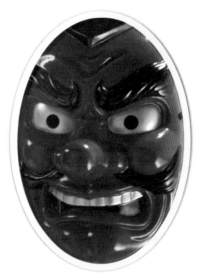

日本傳統的天狗面具。

有人稱為天狗熱。

消失數十年的登革熱，重現小琉球

在臺灣消失數十年的登革熱，1981年重現小琉球。根據公共衛生發展史的記載，登革熱早在臺灣流行，並於1901年、1902年、1915年、1931年及1942年爆發全島性流行。

1981年，屏東縣琉球鄉發生登革熱流行，因當地民眾與醫師均已不識該病，雖在7月間即有患者，但直到9月中旬，屏東縣衛生局才接獲有不明熱流行的報告。

臺大醫學院謝維銓教授前往調查，依臨床症狀判定為登革熱，估計罹患人數為全島人口的80%。這次發生推測是漁民從菲律賓帶回病原而引起傳染。傳染病研究所亦從所採患者血清檢體，分離出第二型登革病毒21株，為臺灣分離該種病毒首開紀錄。

1970年代，南部部分地區開始缺水，由於塑膠製品普及，早期陶製的笨重大水缸，逐漸被各型塑膠桶取代，這些貯水器是斑蚊產卵的最佳媒介。

關鍵戰疫
臺灣傳染病的故事

趁著冬天時消滅帶有病毒的蚊子
就可以阻斷大流行

蚊媒疾病的特點是蚊子要帶有病毒才會傳染給人，但是母蚊的病毒通常不會直接留給下一代，所以新一代的蚊子要叮了血液中有病毒的人，才會開始製造病毒。那麼這些病毒平常藏在哪裡？答案是熱帶地區。人、病毒和蚊子形成了一個生態鏈，所以生生不息。

臺灣位於亞熱帶，北迴歸線以南的地區，每年仍有1個月左右的明顯冬季。由於病毒在18℃以下就不能繁殖，加上蚊子的平均壽命約只有兩週，如果我們可以趁著冬天時，消滅帶有病毒的蚊子，而且讓有登革熱病毒的人不被蚊子叮咬，就可以阻斷流行鏈，這就是為什麼南部地區的抗登革熱大作戰，常強調疫情一旦過冬就難以收拾。

病毒在東南亞的熱帶地區，因為沒有明顯的冬天，所以乾淨如新加坡也無法根除登革熱。所以，大部分專家同意，臺灣的登革熱病毒是外來的，但蚊子是本土的。

病媒蚊搭車上臺北？

　　二次大戰時臺北曾爆發登革熱，之後登革熱在臺北匿蹤幾十年。當第一個病例重現臺北盆地時，衛生署的專家第一個反應是不相信。這個個案感染前沒出過國，也沒有去過中南部，家中找不到斑蚊，那麼病毒哪裡來？緊接著第二、三個病例接續發生，而令這些專家摸不著頭緒的是，完全看不到群聚，一會兒個案出現在臺北萬華，突然跑到北投，一會兒又出現在永和，又回到中和，第一線防疫工作人員疲於奔命，完全找不到傳染源。當時衛生署有一位長官向記者說出「蚊子可能是搭火車上臺北」，這驚人之語上了頭版。

埃及斑蚊只分布在北迴歸線以南
是因蚊子識字？

　　臺灣最重要的全島蚊子「普查」是日據時代進行的，因為日據時代登革熱曾全島大流行，當時就發現北臺灣的登革熱主要是白線斑蚊引起，而埃及斑蚊只分布在北迴歸線以南。戰後的幾次調查也都印證了埃及斑蚊不會出現在嘉義以北。

每次跟朋友分享這個科學事實，幾乎所有人都會好奇的問為什麼？其實科學的第一步是知其然，但是要知其所以然，真是難上加難。所以我只好打混說，埃及斑蚊的媽媽有教小蚊子認識北迴歸線紀念碑，所以埃及斑蚊看到就會回頭，不會來嘉義以北！

花心的埃及斑蚊、專情的白線斑蚊

埃及斑蚊與白線斑蚊，這兩種斑蚊是傳染登革熱最重要的媒介。全世界大部分的流行都是埃及斑蚊引起，原因在於埃及斑蚊對環境的適應力極強，只要有一點點水就可以產卵繁殖。新加坡政府的效率舉世聞名，為了防堵登革熱，星國有一條法令，房子設竹籬笆，竹子必須切在「節」或封口，上端

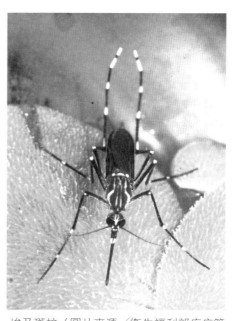

埃及斑蚊（圖片來源／衛生福利部疾病管制署）。

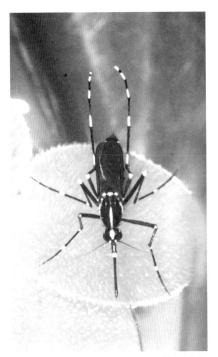

傳染登革熱的重要媒介之一「白線斑蚊」（圖片來源／衛生福利部疾病管制署）。

不能留下節上可存水的空間，以免成為斑蚊的孳生源，縱然做到這個程度，星國還是鬥不過埃及斑蚊。

其次，埃及斑蚊非常花心，每次吸血都是叮一下、吸一點血就飛走，一餐可能同時叮過許多人，這是一種蚊子的自我防衛機制，卻造成傳染力強。反之，白線斑蚊非常專情，吸血時一叮下去就一次吸飽，所以很容易在吸血時被打死，傳播疾病的能力相對弱很多。

埃及斑蚊的特性使牠們很容易在都會現代水泥叢林中生存，白線斑蚊只能和山林為伍（臺灣全島一千公尺以下的山區都有白線斑蚊）。對人來說，埃及斑蚊比較難纏，但蚊子與蚊子之間的競爭就不一樣了，在白線斑蚊的地盤，埃及斑蚊常會被趕出去。

流行病學調查摸不著頭緒時，只有一步一步摸索。回顧當

關鍵戰疫
臺灣傳染病的故事

年的疫情，首例病例是住在中和，8月1日發病，8月29日才經由臺大醫院確診，沒出國，也沒去過中南部，附近、鄰院都沒有人被感染。9月5日，衛生署又發布了四例病例，都來自中和，也沒出過國，沒有去過中南部。衛生署懷疑附近有建築工地引進外勞，但北縣衛生所已懷疑病媒蚊來自樂天宮山區。

蚊子誰管？

當時任中和市長的童永雄先生一句：「蚊子分室內室外？」道盡了地方政府的苦處，因為衛生和環保分工，「家戶」歸衛生單位，「戶外」歸環保單位。這是空中飛的，像老鼠這些地上爬的，還分家裡、街上和田裡，各分衛生、環保、農業三單位主管。當時有個笑話說，環保人員要抓一隻在街上的老鼠，老鼠說：「我是住家裡的」，環保人員只好放了牠！

9月8日，一位住在北投區的民眾確診為登革熱，媒體立刻以「登革熱跨過淡水河，向北市推進」形容疫情的嚴峻。

經過一整個星期的折騰，第一線防疫人員終於找到共同的暴露因子，就是這些人都在感染前去過中和圓通寺附近的樂天宮、烘爐地登山健行！

血戰國旗嶺

　　中和樂天宮、圓通寺、烘爐地福德宮的山上，由於有老兵常年在山上掛國旗，所以又有國旗嶺的別稱，是附近居民及大臺北地區很受歡迎的郊山健行路線。

　　大臺北盆地四周的山常有山友種菜或園藝，這些地方為了貯水，都有貯水桶，對於防疫工作人員而言，這些貯水容器都是孳生源。

　　獲知感染者之前曾去過國旗嶺，防疫人員立刻上山。果然，到處看得到白線斑蚊，並進一步從蚊子肚子中，分離出登

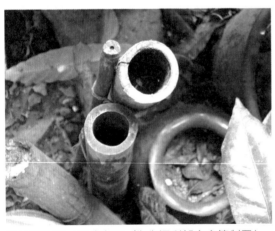
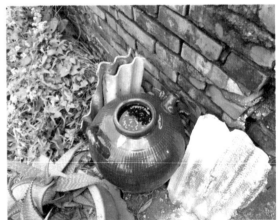

幼蚊孳生源（圖片來源／衛生福利部疾病管制署）。

關鍵戰疫
臺灣傳染病的故事

革熱病毒，這是國際上近年少見由白線斑蚊引發的流行。由於這次疫情爆發一直到最後確定傳染源、控制疫情，整個過程極為艱辛，所以防疫同仁稱這次戰役為「血戰國旗嶺」。

中央與地方不同調是每次疫情發生最常演的鬧劇，數十年不變，臺語說「歹戲拖棚」！這檔爛戲到了本世紀，中央與地方政府分屬不同黨執政時更精彩，最大的一齣是SARS疫情升高，讓和平醫院封院，這事件最後兩敗俱傷，中央與地方均被臨陣換將。SARS防疫之戰，就留待第七章再說明。

蚊子找人、人找蚊子

南部地區由於埃及斑蚊存在，只要有病毒引進就會爆發流行。首先，病毒哪裡來？人從東南亞帶進來，不論是觀光、商務、外勞，都有可能在東南亞感染登革熱。

疾病有潛伏期，這段潛伏期短則幾天，長則達14天。其次，並不是每個被病毒感染的人都會發病，發病症狀也輕重不一。所以問題來了，多數人從東南亞帶了病毒回來而不自知。如果想知道答案，只要在一定期間（夏天），讓從東南亞來臺的旅客全部抽血檢查，就可知有無登革熱病毒。這種「起肖」

的事，民主國家誰敢做？這是公共衛生實務上「知易行難」的典型範例。

這些血中有病毒的人，一旦被斑蚊叮了，病毒就會在斑蚊消化道繁殖，使得這隻蚊子變成有感染力的蚊子。以埃及斑蚊為例，常常可以活二星期，每次叮咬可以把病毒傳給幾個人，甚至數十人，這些被感染的人，如果家中附近蚊子多，又會把病毒傳給蚊子，然後一直擴大，這是南部地區每幾年都會上演一次的登革熱流行劇情。不過，這次中和的感染不是在家中，是有人把病毒帶到國旗嶺的蚊子族群中，而大家上山被有病毒的蚊子叮到。所以，南部地區是「人在家中坐，蚊自天上來」，而北部中和的感染是「閒來無事爬郊山，闖入蚊子陣」。

1996年登革熱重現臺北城

中和疫情發生後第二年，大臺北地區又發生一次小疫情，故事很像，但因為在首善之區，媒體特別注目，有高雄人為此說，臺北人的命比較值錢。意思是南部平常幾百例登革熱是家常便飯，甚至有人死亡也沒人管，臺北才幾個個案，媒體就大

驚小怪！

這次感染源在崇德街山上，模式跟中和一樣，最大的不同是防疫單位有了中和經驗，第一時間就確定感染源，所以迅速控制疫情，這是防疫單位作戰成功的一次典範。

傳染病防治新挑戰：人口老化

在此要另外談個統計表的議題。序言曾提到全世界只用一張表呈現結核病防治績效，我們用那張表來比較臺灣、美國、英國、日本、泰國、馬來西亞的結核病治療成功率。

初看之下，臺灣治療結核病的成績不太好，再仔細看，發現成績不好主因是死亡率高。死亡是最嚴重的後果，我們沒有治好結核病，還讓病人死亡，當然成績差！這樣的觀察對了一半，這個死亡是全死因，就是只要結核病患進入通報體系，尚未結案前就死亡，不論死因是癌症、糖尿病、洗腎或心臟病，都算死亡。為什麼當初沒有細究死亡原因？主因是對於大部分國家而言，區分最後的死因並不重要，像歐美先進國家結核病例很少，而許多開發中國家沒有能力對每個死亡做正確的診斷。從公共衛生的立場而言，只要夠準就好，浪費太多人力在

各國結核病治療成功率（2016年）

	當年新案	成功率
韓國	35029	84%
美國	8953	83%
英國	5802	79%
新加坡	2143	79%
馬來西亞	23565	78%
臺灣	10702	73%
日本	13971	53%

細節上，反而讓防治工作失焦。

　　那麼，為什麼臺灣及日本的結核病治療成功率低？最大可能原因是「人口老化」。若戰前出生，當時結核病沒藥醫，盛行率非常高，很多人都感染過結核桿菌，後來痊癒了，等到70、80歲，各種慢性病一來，尤其是糖尿病、癌症等，免疫力下降，都可能讓結核桿菌再活化（Reactivate）。這類高齡的慢

關鍵戰疫
臺灣傳染病的故事

性病人死亡率本來就高，加上結核病復發很難治療，也許來不及完治（完整療程至少需六個月），病人就走了，所以在那個世代的人還未離開之前，可以預期防治成績不會太好。

其實，內行人只要確認結核病人有被追蹤，不會變成感染源，主管機關可以關起門來，把這些非死於結核病的個案從分母拿掉，再把最後的成績跟國際比較，如果還不錯，就可自我安慰！不過，主管機關沒有這麼做，所以第一線同仁看到比較表，士氣是低落的，明明那麼努力，怎麼治療成績那麼差？而且三不五時，常害臺灣在國際排行指標上掉了好幾名，真不知該怎麼辦？

再回到登革熱，東南亞國家因為長年流行，所以大部分感染者都是小孩，所以發生率高，死亡率低。例如2005年新加坡總共通報了14,000多個個案，只有251例死亡，泰國每年通報幾萬例個案，通常只有幾十例死亡，但臺灣的問題不一樣！

2014至2015年的南部登革熱疫情，除了病例數增加速度出乎意料外，最令民眾擔心的是高死亡人數第一次發生。雖然我們尚未完全釐清發生的原因，但是有兩個事實非常明顯，死亡者大部分是老年人、大部分有慢性病。

一個傳染病常年流行，大部分人都有抵抗力，所以幾年

後，沒有免疫力的新生兒出生累積到一定數目，通常容易有較大的疫情，這是大部分疫病不會年年大流行，反而是幾年來流行一次的重要原因。

但臺灣跟東南亞國家有幾點不同。首先，臺灣戰後曾有幾十年完全沒有登革熱病例，我們可以說有一、兩代人完全沒有被感染過，所以完全沒有免疫力。一旦病毒進入本島，要防止擴散就只有靠滅蚊，因為我們沒有具有免疫力的人牆可以阻擋。

其次，登革熱有四型病毒，得了一種對其他三種沒有保護作用，甚至有人因此更容易有重症，像登革出血熱或登革休克症。科學界對為何發生重症，還不甚明瞭，更說不上如何預防。

我們第二個不同是死亡率集中在老年人，我們知道1942年登革熱在全臺大流行，有80％的人被感染過，假設這些75歲以上的人，當時感染的病毒跟這一波病毒不同型，所以產生重症，那麼這個年齡層死亡率高就有道理。

剛剛說結核病老年人高死亡率的問題，無解，只能等那個世代慢慢離去，不過登革熱說不定有解，答案在疫苗。

結核病的疫苗——卡介苗，並無法真正預防結核病，一般

 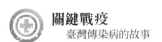

認為最多只能減少嚴重併發症的發生，所以只能靠抗生素治療。登革熱剛好相反，沒有有效藥物可用，所以發展疫苗成為重要選項。目前唯一核准上市的疫苗是賽諾菲的Dengvaxia，2016年於中美洲及東南亞11國上市，世界衛生組織建議在盛行地區才能用，而且只能用在已經被感染過的人身上，完全沒有被感染過的人，可能會因為「抗體提升」效用，反而增加感染登革熱後罹患重症的風險。

因為2014、2015年登革熱在南部大流行，臺灣政府決定和美國國家衛生研究院合作，引進他們發明的登革熱疫苗，並有一家臺灣生技公司高端疫苗取得亞洲多國的授權，準備開始進行第三期人體試驗。如果這個疫苗證明其安全性及保護力，那麼民眾就有福了！

茲卡病毒來亂

茲卡病毒（Zika Virus）是黃病毒屬（Flaviviridae）的一支，跟登革熱、黃熱病一樣，是透過埃及斑蚊及白線斑蚊傳染。黃病毒屬另外還有兩支重要病毒，分別是日本腦炎及西尼羅病毒，則由家蚊傳染。

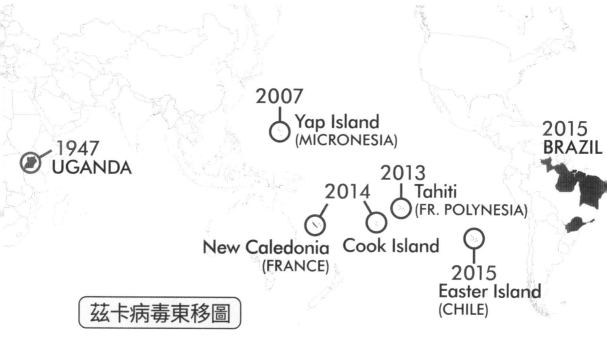

2007
Yap Island
(MICRONESIA)

1947
UGANDA

2015
BRAZIL

2013
Tahiti
(FR. POLYNESIA)

2014
New Caledonia
(FRANCE)

Cook Island

2015
Easter Island
(CHILE)

茲卡病毒東移圖

　　茲卡病毒在1950年代就一直在非洲及亞洲的赤道附近傳播，2007年起開始東移，臨床症狀比較像輕症的登革熱，所以原本不太受媒體關注。

　　2007年，茲卡病毒在太平洋中的密克羅尼西亞（Micronesia）流行，但這一次發現有吉蘭巴瑞症（Guillain-Barré syndrome或稱多發性神經炎）的併發症，這是一種神經病變，會造成肢體無力。然後，又繼續往東經新卡力多尼亞、

復活島、庫克島，到了澳洲、紐西蘭，這些地方均傳出病例。2015年茲卡病毒正式登陸南美洲的巴西之後，再往北傳到中美洲、加勒比海及北美。

2016年2月，世界衛生組織在巴西發現小頭症及吉蘭巴瑞症（Guillain-Barré syndrome）群聚，並發布全球公衛警訊之後，又讓茲卡病毒登上國際舞臺。根據調查，2015至2016年間，巴西共有約150萬人感染，期間正逢里約奧運活動，讓許多選手及遊客擔心。

小頭症（Microcephaly）是一種腦部畸形，顧名思義頭圍比正常嬰兒小，大部分是染色體異常引起的先天性畸形、外傷或某些病毒感染，先天性德國麻疹也是常見的原因。

根據巴西衛生部的調查，2015至2017兩年間，一共通報了將近1萬5千例小頭症及其他先天性中樞神經系統異常。其中，將近3000例證實與茲卡病毒有關。

2016年4月，美國疾病管制署發布調查，發現美國亦發生了51位嬰兒有茲卡病毒引發之先天缺陷，並同時證實共有1600名孕婦受到茲卡病毒感染。

看起來全球暖化，造成斑蚊大量孳生並北移，這些過去不太受到注意的病毒，三不五時就會跑出來，警告我們一下！

人與蚊子的戰爭還有得打！

據估計，全球每年有七億人因蚊子叮咬而感染了各種蚊媒疾病，並造成100萬人以上的死亡。

臺灣在1965年用DDT根除了傳染瘧疾的瘧蚊，今天臺灣已經不太找得到瘧蚊，50年來，除了境外移入或因此引起的小群聚傳染之外，瘧疾已經絕跡；但斑蚊、家蚊不好應付，因此登革熱、日本腦炎還是會和我們長相左右。中南美洲有了茲卡病毒，連美國都躲不了，我們與東南亞這麼近，難保有一天茲卡病毒也從後門溜進來。

就像我一些經年奉獻於傳染病防治的好朋友們，茶餘飯後最愛說的笑話：「我們做這一行的，不怕沒飯吃！」。

第四章

結核病：
別讓追蹤管理
敗在報表上

結核病是經由結核桿菌感染所造成，臺灣結核病的公
共衛生指標，仍停留在開發中國家的水平……

受過流行病學訓練者
對於統計數字非常敏感

　　1996年第二屆世界防癆聯盟（IUALD）年會在法國巴黎舉行，這是我第一次參加，也是唯一的一次。三天的會，有兩個印象，第一是有件事全世界都知道，只有臺灣不知道；第二是臺式傲慢：「這不是新觀念，我們已經做了幾十年」。

　　流行病學簡單的說是「研究流行病的學問」。「流行」就是疾病發生率遠超過正常期望值，英文稱為Epidemic。受過流行病學訓練的人，對於統計報表非常的敏感，因為數字的背後是學問，更是問題的根源。更重要的是，如何以一個統計表達問題的核心，並據以追蹤管理，不只是公共衛生、醫院管理、全民健保以及企業界，都依賴重要的統計來支援決策，提升管理的質量，以及保障政策可以達到預期的成果。

「結核病」是人類最古老的傳染病

　　在第二章中，我們以小兒麻痺為例，說明了統計報表的重要性，那一次的教訓是一種嬰幼兒傳染病的大流行，造成一千

多人終身下肢麻痺，近百人死亡，這裡要講的故事是另一個人類最古老的慢性傳染病——結核病，因為主要發生在肺部，所以稱肺結核，俗稱肺癆。

1992年，一位英國醫生作家，法蘭克萊恩（Frank Ryan），寫了一本《肺結核病之戰，不為人知的偉大故事》（Tuberculosis, The Greatest Story Never Told），萊恩醫生在寫這本書的時候，以為這個古老的傳染病已經快被人類征服，他想「大概只剩非洲還未征服吧！」。沒想到在出版這本書的前夕，紐約市爆發了1960年代以來最大的流行，同時分離出對多種抗結核藥物都有抗藥性的超級細菌（Multi-resistant bacteria）。

同一個時期，臺灣有一位政治人物被問到校園爆發肺結核時，居然說：「這個疾病不是已經絕跡了嗎？」這個問題在公共衛生界，與保育界的「櫻花鉤吻鮭與綠蠵龜有何不同？」的大哉問齊名。

日本戰神武田信玄，亦得結核病而逝

歷史上有名的人物得肺結核的很多，名音樂家蕭邦、演亂

世佳人的英國演員費雯麗、名詩人濟慈、名作家卡夫卡、契訶夫、魯迅都是，不過日本的戰國名將，「疾如風，徐如林，侵略如火，不動如山」的武田信玄，可能臺灣人最熟悉。

武田信玄愛上了諏訪國的公主湖衣姬，不幸這位美麗的公主帶有結核病，就傳染給他。武田信玄在上京途中咳血去世，是典型的肺結核末期，可能因此改變了日本戰國的歷史。

歷史文學名著中描述結核病的故事很多，例如紅樓夢裡面的林黛玉，茶花女裡的瑪格麗特，而諾貝爾文學獎得主托馬斯·曼的巨著《魔山》就是描寫一個大學生在阿爾卑斯山一間肺結核療養院所發生的故事，對結核病人的困境有極深刻的描述。

宮崎駿最後一部卡通片「風起」，就是取材自《魔山》的情節，片中女主角得肺結核所住的療養院，很像瑞士高級渡假旅館，不知是真實的描述，還是作者的幻想！

第一個雞尾酒療法

人類從黴菌分離出來的抗生素，除了盤尼西林之外，還有對抗結核桿菌的鏈黴素，是一位俄裔美籍科學家瓦克斯

曼（Selman Waksman）在 1944年從一個養雞場中分離出來的。不過，醫學界很快地就發現，結核桿菌非常頑強，一開始用鏈黴素看起來

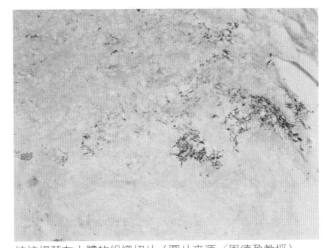

結核桿菌在人體的組織切片（圖片來源／周德盈教授）。

有效，沒多久就產生抗藥性。

　　鏈黴素不是第一個抗結核病的抗生素。第一個藥是一種磺胺劑——百浪多息（Protonsil），是德國兩次諾貝爾獎得主多馬克（Gerhard Domagk）所發現。不過，他剛開始以為找到可以治癒這個白色瘟疫（White plague有別於黑死病）的解藥仙丹時，沒多久就發現病人很快地就產生抗藥性。長話短說，經過數十年科學界的努力，最後終於在1959年發明出Isoniazid（INH，4-啶甲醯肼錠，至今仍然是結核病藥物治療的主流），此後，結核病的治療才有了突破。

　　對付結核病，至少要兩種以上的抗生素長期持續服用，才

能治癒。英文把混合兩種酒的調酒稱為雞尾酒。有趣的是，這個字當初是用來形容混種的馬，尾巴會有好幾種顏色，後來用在形容混酒不純。當一種疾病需要兩種以上抗生素才能治療，醫學上會稱此療法為雞尾酒療法。

送藥到手，服藥到口，吃完再走

1996年的巴黎會議中，大家都在談「都治」（DOTS，短期直接觀察治療法）。短期是指6個月的療程，有別於傳統的9～12個月的治療。直接觀察是指要確定結核病病人服藥，最好是醫護人員看到病人當場把藥吞下去。老共的白話文最直接了當，「送藥到手，服藥到口，吃完再走」！

我參加完巴黎會議回國後，跟防癆界報告全世界都在使用都治（DOTs），而且不是只有開發中國家，包括美國、歐洲等先進國家也一樣。當時常遇到「臺式傲慢」，說這種監督下的治療（Supervised treatment），在我國防癆體系早就採用，沒有新意。這些前輩的看法雖然沒有錯，不過，有其經驗上與專業上的盲點，所以，都治計畫又等了十年，疾管局於2005年推出有名的結核病十年減半，才在臺灣全面施行。

Table 2. – Definitions

	Definite case with pulmonary tuberculosis	
	Culture confirmed	Sputum smear microscopy confirmed
Cured	Documented conversion of culture during the continuation phase	Sputum smears negative on two occasions at the end of treatment
Treatment completed	Documented treatment completion, but no documented culture conversion	Documented treatment completion, but not sputum smear microscopy available at the end of treatment
Treatment failure	Culture remaining or again becoming positive at 5 months of treatment or later	Sputum smears remaining or becoming again positive at 5 months of treatment or later
Death	Death of the patient irrespective of cause at any time before envisaged end of treatment	Death of the patient irrespective of cause at any time before envisaged end of treatment
Treatment interrupted	Patient off treatment for 2 consecutive months or more or failure to complete treatment within 9 months for a 6-month or within 12 months for a 9-month regimen or drug intake <80%	Patient off treatment for 2 consecutive months or more or failure to complete treatment within 9 months for a 6-month or within 12 months for a 9-month regimen, or drug intake <80%
Transfer out	A patient referred to another clinician for treatment in whom information on treatment outcome cannot be obtained	A patient referred to another clinician for treatment in whom information on treatment outcome cannot be obtained

資料來源：Veen J1, Raviglione M, Rieder HL, Migliori GB, Graf P, Grzemska M, Zalesky R. Standardized tuberculosis treatment outcome monitoring in Europe. Recommendations of a Working Group of the World Health Organization (WHO) and the European Region of the International Union Against Tuberculosis and Lung Disease (IUATLD) for uniform reporting by cohort analysis of treatment outcome in tuberculosis patients. Eur Respir J. 1998 Aug;12(2):505-10.

不同格式的一張報表

巴黎的會議對一個結核病外行的防疫界新兵透露了一個震撼的訊息，之所以發現這訊息，和我的訓練歷程有關。我的流行病學老師有三位，林東明教授、陳建仁教授、周碧瑟教授。

我雖然不能稱為流行病學家，但是研究所時期接受的基本訓練以及清晰的邏輯，讓我對統計數字和報表非常敏銳。

我發現全世界在報告該國結核病成效，全部用同一種格式，這張表一目了然，有多少病人被通報並納入追蹤治療？經過一年，多少人完治（完成預計的6個月、9個月或12個月治療）？多少人治療失敗？多少人中斷治療？多少人死亡？多少人失聯？最後成功的百分比（完治率，治癒率）。

不論哪一個國家，不論用什麼策略，對付結核病這種人類史上最難纏的慢性傳染病，都能看結果論英雄，掌握這個國家有多少病人？診斷出來的病人都通報列管了嗎？列管病人都有持續接受治療嗎？有多少人失聯？有多少人完治？有多少人治癒？一張表講得清清楚楚。國內、國際要比較防治成效，都是用這張表，但臺灣用的表卻不一樣……

退出世界衛生組織的後遺症

我在衛生署服務期間，常有機會接觸外賓，每當談到臺灣被排除在世界衛生組織之外，我感到不平，許多外賓都回說，你們公共衛生這麼進步，哪需要WHO！美國人更絕，說他們想

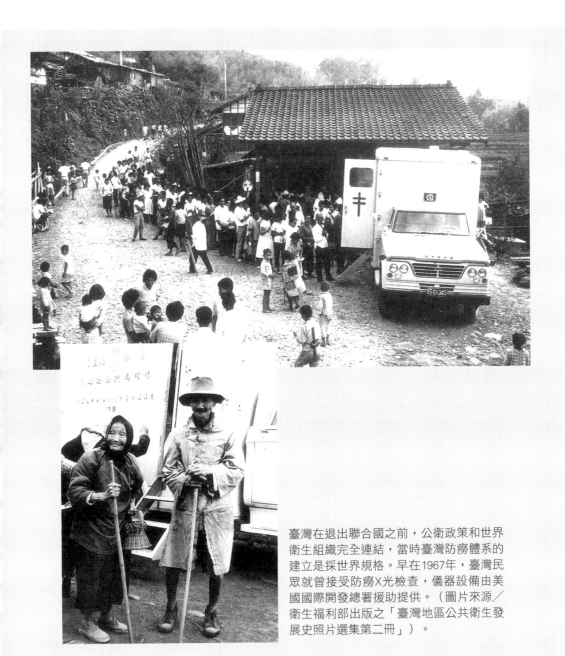

臺灣在退出聯合國之前，公衛政策和世界衛生組織完全連結，當時臺灣防癆體系的建立是採世界規格。早在1967年，臺灣民眾就曾接受防癆X光檢查，儀器設備由美國國際開發總署援助提供。（圖片來源／衛生福利部出版之「臺灣地區公共衛生發展史照片選集第二冊」）。

退出而退不出，你們這麼想進這個超級官僚體系做什麼？這是「飽人不知餓人飢」！臺灣無法加入國際組織的辛酸，只能說「心事誰人知」！

防疫推手——防癆郵票

三、四年級生都記得小時候要購買防癆郵票。在1970年，臺灣退出聯合國之前，臺灣和世界衛生組織是完全連結，例如1965年臺灣根除瘧疾，是世界衛生組織派員來臺頒給我們證書；臺灣防癆體系的建立，也是採世界規格。

早期防癆年報以英文出版，用論文格式、國際標準，經費除了國際援助（主要是美援）外，就是靠防癆郵票的收入，專款專用。這一個體系之完整、成效之高，曾經走過一段輝煌歷史。簡言之，在短短的20年時間，就成功地把當年重要的傳染病肺結核趕出十大死因之外。

成功的受害者

英文有一句俗諺是「成為自己成功之受害者」（Victim of

 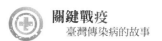

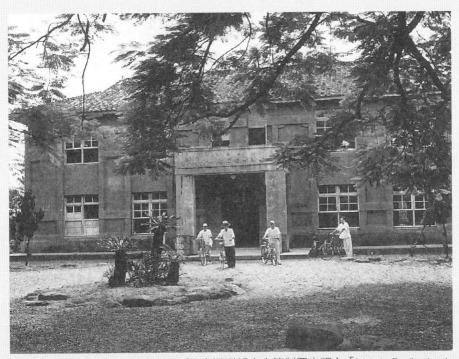

屏東潮州瘧疾研究所（圖片來源／衛生福利部疾病管制署出版之「Malaria Eradication in Taiwan」）。

one's own success），這種故事在醫學與公共衛生界非常常見。例如：神經外科醫師看到開不完的頭部外傷，所以倡導騎機車戴安全帽，結果把自己的「生意」都消滅了。這是醫學與公共衛生的最高境界，大家都不生病，所以醫護人員都失業了。

最有名的例子是瘧疾防治所，這個1950年代帶領臺灣根除瘧疾的專門機構，任務完成後即被裁撤，如今連遺跡（在屏東潮洲）都找不到。

防癆變成慢防

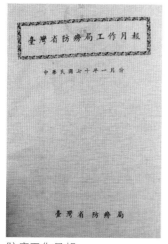
防癆工作月報。

十大死因指的是國人前十名死因，由於每年統計一次，具有一定的新聞性，所以名列十大死因的疾病，受到輿論的關注。像十大死亡之首癌症、有國病之稱的肝病，以及心臟血管疾病、糖尿病、洗腎等，就是大家關心的焦點；反之，不在十大死因之內，就慢慢失去大家關愛的眼光。

1980年代後，由於抗生素發達，大家把焦點由傳染病，開始轉向慢性病。1986年，衛生署做了一個歷史性決定，認為防癆局階段任務已結束，改制為慢性病防治局，重點轉向防治糖尿病、高血壓等慢性病，這一個政策讓臺灣的結核病防治進入十年的黑暗期（1986～1995年）。

關鍵戰疫
臺灣傳染病的故事

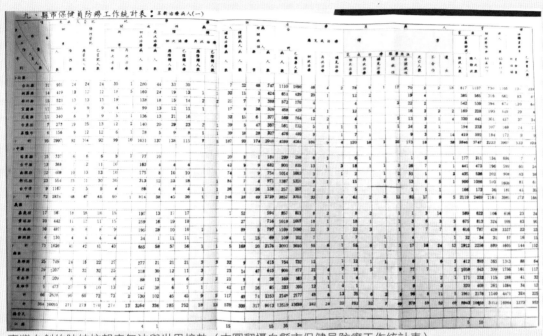

臺灣自創的肺結核報表無法與世界接軌（本圖翻攝自縣市保健員防癆工作統計表）。

又是報表惹的禍

　　全世界用的報表，為什麼臺灣不用？其根本原因應該是退出世界衛生組織之後，臺灣公衛體系和世界開始脫軌。當一批一批公衛資深人員退休離開後，後繼的工作人員開始知其然，

但不知其所以然，對於過去的典章制度、工作手冊是如何形成，已經不復可考。所以，不知在哪一年，臺灣自己創了一個統計表，這個表能讓防治績效看起來不錯。

減分母，增績效
臺灣自創的統計表無法掌握全面資訊

過去曾因鄉下地區「籍在，人不在」的空戶變多，讓追蹤小兒麻痺者的基層護理人員疲於奔命，防治績效永遠不佳，但主事者不知如何用一套更好的制度來因應急遽的社會變遷而便宜行事，把「籍在，人不在」的人口從分母中扣除，終於在1982年釀成小兒麻痺大流行的災難。

另一個災難就是肺結核防治。同樣為了績效，臺灣的防癆體系對於結核病採取非常嚴謹的事前審查，審查合格後才列管，而且對於完治、治癒、失落，都可用人為因素而排除。簡單的說，從報表上看績效非常漂亮，但是全臺有多少個案沒有納入追蹤？多少人失聯？有多少人沒有治療完全？臺灣自創的統計報表愈來愈無法掌握全面的資訊。

「不通報，不給付」
讓全民健保資料庫掌握結核病盛行率

　　1995年全民健保開辦，第一任總經理葉金川堅持全面資訊化，這遠見讓臺灣有了全亞洲第一個全民就醫資料庫，對於哪些人有結核病（或疑似結核病），用健保就醫資料統計非常清楚。過去防癆界必須動員大量人力，上山下海，每五年進行一次結核病盛行率調查才能得到的統計數據，從此隨時可以從電腦中拿到最新資料。

　　1996年，我去拜訪當時的健保總經理葉金川，他請幕僚跑統計後發現，結核病住院病人只有55%有被通報到防癆體系，這位具有公共衛生背景的鐵漢，一怒之下宣布了一項有名的「不通報，不給付」政策，提供醫療院所向防疫單位通報結核病患的強烈誘因。次年，通報個案果然大幅提升。事後比較發現，在此之前，防癆體系掌握的個案估計只有2/3左右。

　　這是我在防疫系統遇到的第二個因為統計報表變更，而讓整個體系失靈的例子，我覺得值得讓後輩有志於從事公共衛生者參考，謹以為記。

世界主要國家結核病發生率與死亡率（每十萬人）

	發生率	死亡率
馬來西亞	92	4.1
韓國	77	5.1
新加坡	51	0.9
臺灣	45	2.4
日本	16	2.4
英國	10	0.5
美國	3.1	0.16

革命尚未成功

考題：「臺灣公共衛生的成就舉世聞名，請問哪一個傳染病，我們的水準比較像開發中國家？」

英國結核病發生率是萬分之一，死亡率是十萬分之0.5，他們在1973年就低於十萬分之二。

美國每年死於結核病只有470人，死亡率十萬分之0.16，發生率每十萬人3.1，我國2016年共報告了約一萬例，發生率十萬

關鍵戰疫
臺灣傳染病的故事

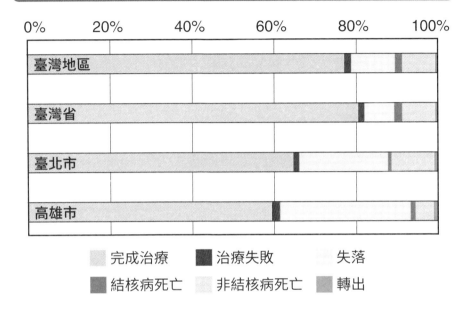

1998年根據國際標準所製作的第一個「結核病防治統計報表」

圖例：
- 完成治療
- 治療失敗
- 失落
- 結核病死亡
- 非結核病死亡
- 轉出

分之45，大約是美國的15倍。死亡率十萬分之2.4，尚未達英國1973年水平。

我們各項公共衛生指標，一向和英國相近，領先美國，但是結核病的部分，我們還比較像開發中國家。

回到正題，其實巴黎會議給我的啟示，還是在防癆工作留下了足跡。1998年的結核病統計表終於和全世界接軌，而都治（DOTs）計畫也排除萬難在山地鄉開始試辦。

有一本歷史書，寫明末清初吳三桂引清兵入關那一段，書

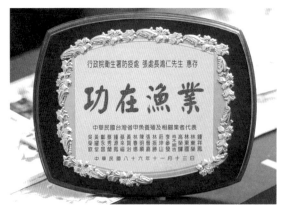

名是《1644，那一年中國出了三個皇帝》，來凸顯改朝換代期間社會的巨大變動。而臺灣在1998年換了四位防疫處處長。

1998年2月，我因甲魚霍亂事件被彈劾而調離防疫處，當時的養殖業者，感念我不殺甲魚之恩，送我一個紀念牌。我的好友，現任行政院主計長朱澤民常開玩笑說，「是功在王八才對吧！」。

我離開防疫處幾個月後，爆發了腸病毒71型的大流行。剛上任的王立信處長是知名傳染病專家，可惜非戰之罪，他所接下來的三頭馬車，在甲魚霍亂事件之後，連拼裝車都不如，幾個月後就黯然下臺，由衛生署最有防疫經驗的許國雄先生接任。

幾個月後，北高市長選舉，兩市同時變天，詹啟賢署長展現衛生行政體系領導者的胸襟，延攬兩市因敗選而離開的衛生局長涂醒哲先生和江英隆先生到衛生署服務，由涂醒哲接任防疫處長。

關鍵戰疫
臺灣傳染病的故事

由於腸病毒的教訓，詹啟賢署長痛下決心下令修法整合三頭馬車，合併衛生署防疫處、檢疫總所及預防醫學研究所，1999年7月疾病管制局正式成立。

　　不過，這段期間正逢政治上精省、凍省、廢省，爭議不斷，隸屬於臺灣省政府的慢性病防治局，長久以來是結核病治療與行政中心，但不幸位於臺大醫院青島西路上的總部因地主臺大索地要求搬遷，加上各界對於防癆體系何去何從又無定見，防癆人才流離失所。這個不及格的成績單還要再等10年，成績才會由紅轉綠，但也才勉強及格！

臺灣結核長期趨勢圖 (1971-2010)

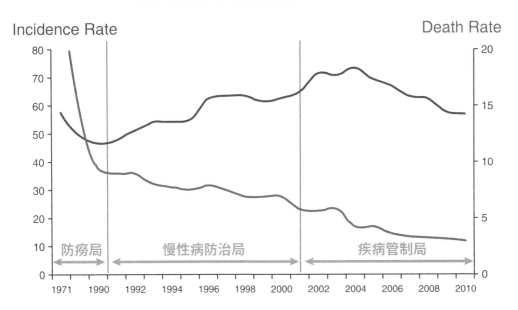

我國結核病追蹤治療結果（2016年）

年齡別	個案數	治療成功		死亡		失敗		失落		轉出		未結案	
	合計	人數	%	人數	%	人數	%	人數	%	人數	%	人數	%
總計	10702	7809	73.0	2174	20.3	59	0.6	91	0.9	6	0.1	563	5.3
0〜14歲	59	52	88.1	0	0.0	0	0.0	2	3.3	0	0.0	5	8.4
15〜64歲	4790	4073	85.0	190	3.9	35	0.7	45	0.9	3	0.0	322	6.7
65歲以上	5853	3684	62.9	1862	31.8	24	0.4	44	0.7	3	0.0	236	4.0

（治療結果）

關鍵戰疫
臺灣傳染病的故事

第五章

愛滋病：
跟時間賽跑的
防疫作戰

愛滋病是後天免疫缺乏症候群（Acquired Immunodeficiency Syndrome，AIDS）的簡稱，是由愛滋病毒所引起的疾病。80年代衛生界崛起的兩顆新星，帶領大家企圖跑在流行曲線前……

二十世紀末的新瘟疫

　　2005年，我剛從哈佛大學訪問結束回國，在一個會議中聽到臺灣肝炎專家、中研院院士陳定信教授的一段評論，「監獄受刑人中，有靜脈毒癮者，C型肝炎的盛行率是八成，同樣傳染途徑的愛滋病，一旦被引進這個族群，應該也會接近這個比例，很難想像這個族群還能免於愛滋病的威脅多久？」陳院士的科學觀察會一語成讖嗎？

　　愛滋病在1980年代初期席捲美國藝文界，最重要的族群是男同性戀與靜脈毒癮者。由於今天對於不同性行為傾向的包容，世界主要公衛機構已經不再用這樣的稱呼，而改以強調未保護的危險性行為，例如不戴保險套的肛交，而對於毒癮者，用詞亦愈來愈溫和，改為稱注射藥物的人。

　　不過，傳染病並不會因我們改變稱呼而降低傳染力，愛滋病和C型肝炎很像，都是經血液、體液傳染，尤其是最親密的性行為。靜脈注射毒品最棘手的是海洛因，有別於安非他命與古柯鹼用吸的，多了一個因為共用針頭而傳播傳染病的風險，B型肝炎、C型肝炎和愛滋病都可以經由這個途徑傳播。

　　臺灣靜脈毒癮族群似乎一直未受到愛滋病毒入侵，有兩個

關鍵戰疫
臺灣傳染病的故事

可能的原因。第一個可能是這個族群和早期愛滋病的感染族群並不交流。比方說，男同群體如果嗑藥只為快樂，用各種刺激神經精神系統的管制藥品，而不是海洛因這類的重毒；或者靜脈毒癮者少與男同群體有接觸。另一個可能是臺灣針筒取得容易，不像歐美毒癮者常常共用針頭造成交叉感染。

如果愛滋病毒不論經什麼管道進入毒癮的族群，陳定信院士的預言，必然總有一天會成真。如果我們不採取行動，以臺灣大約有十萬靜脈毒癮者估計，這一個族群就會有七、八萬感染者之多。2004年，臺灣1520例愛滋病中，共有623例是注射毒癮者。

走在流行曲線之前

流行曲線是指一次疫病爆發開始到結束的病例分布。以1982的小兒麻痺大流行為例，當病毒剛進入一個族群，而這個族群大部分人沒有免疫力，病毒迅速擴散，等到大部分人都已感染或已經有免疫力後，曲線開始下降，看起來很像是統計學上的常態分布曲線。

傳染病防治有一個重要原則，就是要趕在流行曲線之前，

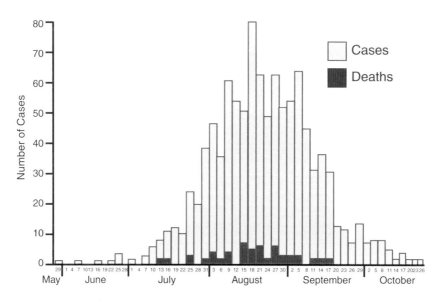

THE LANCET, DECEMBER 8, 1984

No of cases of paralytic poliomyelitis by date of onset, Taiwan, May - Oct '82.

1984年小兒麻痺大流行的流行病學趨勢圖

設法控制下來，所以是跟時間賽跑。幸好愛滋病傳染的速度很慢，不像小兒麻痺幾個月就結束了，但是不論快慢，防疫單位還是在跟時間賽跑。

2003年，臺灣陷入SARS恐慌，防疫體系基本上崩潰了。在收拾殘局之後，除了忙著防疫體系重整與再造，禽流感以及全

球新流感的威脅一直是當時主事者的施政焦點，沒有人看到陳院士所講的「監獄風暴」。

　　從1986年臺灣發現第一個國人感染愛滋病病例之後，在三年間累計達到100例，到1995年已突破1000例。在這個流行初期，主要是性行為傳染，其中同性（男男）和異性大約各占一半，共計80%左右。毒癮者只占極少數，不到5%。

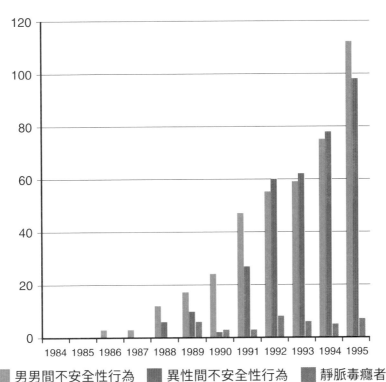

1984～1995年臺灣地區人類免疫缺乏病毒抗體陽性者
依危險因素別統計表

愛滋病患者的救星：何大一

　　何大一12歲時隨父母全家移民，加州理工大學畢業後，在哈佛及麻省理工學院取得醫學博士。1996年因為發現第一個愛滋病雞尾酒療法，當選為時代雜誌年度風雲人物（man of the year）。

　　由於他出生於臺灣，就在那年他獲邀回國訪問。愛滋病防治條例規定政府提供免費醫療，衛生署次年就爭取到新型雞尾酒療法的經費，臺灣成為亞洲第一個實施何大一雞尾酒療法的國家。

　　有了雞尾酒療法，愛滋病不再是絕症，加上最新療法免費治療的誘因，許多原本隱藏不出面篩檢的個案開始浮現。在1997到2002短短六年間，通報個案激增3000人。

　　或許因為人數一下增加太多；或許因為有了新療法後不再是絕症，大家從開始的恐慌與畏懼到慢慢習慣……總之，當2002年、2003年連續兩年毒癮者感染愛滋病，從每年個位數增加到雙位數，再上升為近百位，然後近千位，這個流行病學上標準的流行爆發前期的訊號（很像股票市場，多頭市場的初升段），竟然就在大家忙於應付SARS這個防疫史上的最大災難，

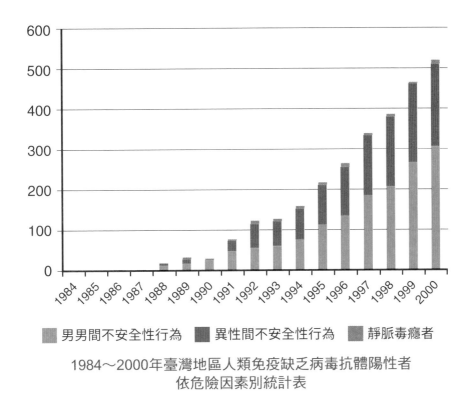

1984〜2000年臺灣地區人類免疫缺乏病毒抗體陽性者
依危險因素別統計表

圖例：男男間不安全性行為　異性間不安全性行為　靜脈毒癮者

而悄悄溜走了。

防疫如同作戰，要和時間賽跑

2005年，陳定信院士的警鐘來得正是時候，這時衛生署將駐美的衛生代表郭旭崧博士召回擔任疾病管制局局長。他聽到

這個訊息，立即啟動了後來有名的「減害計畫」，針對靜脈毒癮族群，開始全面防治措施。透過篩檢找出個案治療，以減少感染源，推廣乾淨針頭之使用，最後輔導戒毒，但海洛英太難戒，所以用美沙酮的替代療法等多管齊下的一套防治計畫。

防疫如同作戰，要和時間賽跑，最完美的作戰是跑在病毒前面，防患於未然，其次防微杜漸，再其次是收拾戰場。2005年，監獄內毒癮受刑者已爆發愛滋病流行兩年，所以已無防患未然的最上策，只能減害，把傷害及最大疫情控制到最小。這次疫情的爆發是少見的，曲線之漂亮，可以稱為教科書案例（textbook case）。

第一個教訓是喪失先機的代價，假設我們可以提早至少一年行動，不知可以減少多少個案發生？

第二是亡羊補牢，為時不晚，經過減害計畫全面施行，我們預防了多少個案發生？附圖是2000年到2010年間，毒癮者染愛滋的發生數條狀圖，大家可以自己建立假設的情境試算。如果我們以每年國家照顧一位愛滋病人的醫療費用50萬元來估計，就可以估計每年可以替國家省下多少錢，如果把預防的工作當成投資，就可以估算成本效益。像這種可能引爆幾萬人的疫情，不必細算，「用膝蓋想都知道」（臺語俗諺），只要即

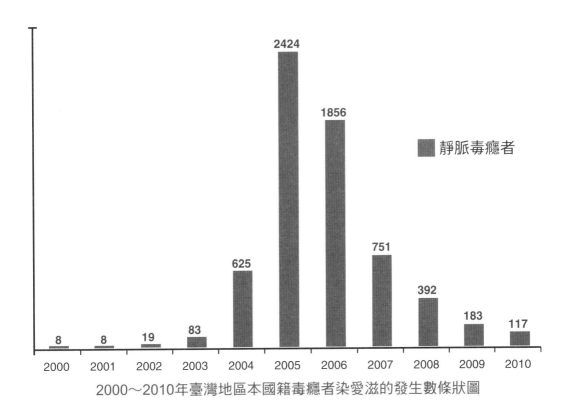

2000～2010年臺灣地區本國籍毒癮者染愛滋的發生數條狀圖

圖例：■ 靜脈毒癮者

時行動，怎麼做都值回票價！

　　仔細看「2000～2010年毒癮者染愛滋的發生數條狀圖」，這一波總共發生了約5000例。雖然只有短短幾年，而且很快獲得控制，只是病毒一旦進入圈內，每年就會有一定數字的新案例，不可能再回到上世紀低感染率的時代了。

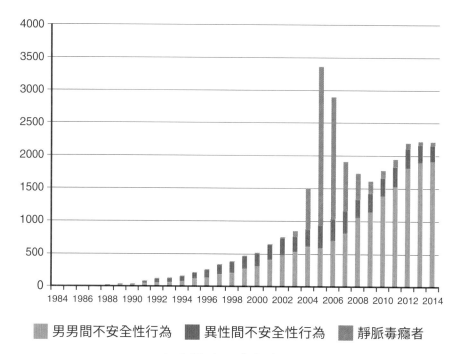

男男間不安全性行為　■異性間不安全性行為　■靜脈毒癮者

1984～2014年臺灣地區感染愛滋病毒的趨勢圖

一張圖可以講多少故事

再來看「1984～2014年臺灣地區感染愛滋病毒的趨勢圖」，我相信不需要流行病學的訓練也知道，疫情從1990年代開始，從非常低的基期慢慢擴散，1995年開始加速，2000年後速度增加地更快。不過，如果沒有醫學的專業，或許無法回答

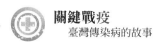

為什麼感染者一直增加，但是發病者卻開始持平不再增加？答案是雞尾酒療法的誕生，讓許多感染者不再發病。如果有學過基本的流行病學，就會問有年齡、性別的差異嗎？危險因子是什麼？

感染者與發病者

愛滋病是英文AIDS音譯，英文全名是Acquired Immunune Deficiency Syndrome，中文翻譯是「後天免疫缺乏症候群」，後天有別於先天，或出生時就有的，是說是自己得到的，不是媽媽給你的，例如母親懷孕時被德國麻疹感染，肚子裡的胎兒也會被傳染，生下來就可能畸形，所以稱為先天德國麻疹症候群。

症候群是指一些症狀徵象的組合，因為一個新的疾病發生時，醫學界還不知道病因，只看到病，所以把這些共同的病徵組合在一起，先給一個疾病的定義，才能根據定義進行研究。所以，我們常聽到症候群這個醫學名詞。近代最有名的另一個症候群就是SARS（Severe Acute Respiratory Syndrome），中文翻譯是「嚴重急性呼吸道症候群」，前三個英文字全部都是形

容詞，要去世界衛生組織的網站，才會看到詳細的醫學定義，而且定義會隨著時間而變，這是因為人類對疾病的了解愈多，定義就愈明確。

愛滋病的法定名稱是「後天免疫缺乏症候群」，指的是免疫缺乏所引起的各種併發症與徵象。免疫系統是我們身體抵抗所有外侮的防衛體系，一旦免疫系統有了缺陷，敵人就容易入侵。我們的敵人是指環境中的微生物，臨床上表現的是伺機性感染（Opportunistic Infection），指的是免疫系統正常時不會發生的奇怪傳染病，例如食道、氣管發生的念珠菌感染、隱球菌感染（Cryptococosis）、慢性皰疹（Chronic HSV infection）、肺囊蟲肺炎（Pneumocystis）、卡波西氏肉瘤（Kaposi's sarcoma）等。

Human Immunodeficiency Virus（人類免疫缺乏病毒）簡稱HIV，是引起愛滋病的病毒。被這個病毒感染之後，一開始很像非常嚴重的流感，會有發燒、淋巴腺腫大、喉嚨痛、起紅疹等，大約二到四個星期才痊癒。過去因為常見於男同性戀，所以曾經被冠上「男同性戀者的流感」（Gay flu）這個名詞。

這個類流感階段結束後，感染者會進入一段很長的潛伏期，從三年到廿年不等，要等到體內的免疫系統被病毒凌遲殆

盡，免疫缺乏的併發症才出現，這時候就稱為愛滋病。

　　簡單的說，體內已有病毒，但身體看起來好好的，稱為感染者；已經發生愛滋病，就稱為發病者。

　　我們來看「2003～2005年依危險因子按月份統計的臺灣地區感染愛滋病毒案例表格」。這張表的第一欄是男男間的感染，第二欄是異性間的感染，第三欄是注射（靜脈）毒癮者。

2003～2005年依危險因子按月份統計的臺灣地區感染愛滋病毒案例表格			
	男男間不安全性行為	異性間不安全性行為	靜脈毒癮者
2003年1月	44	26	3
2003年2月	27	17	6
2003年3月	51	14	2
2003年4月	39	21	4
2003年5月	37	15	8
2003年6月	25	18	6
2003年7月	47	26	8
2003年8月	45	18	12
2003年9月	57	21	7
2003年10月	42	12	9
2003年11月	58	19	11
2003年12月	61	23	7

	男男間不安全性行為	異性間不安全性行為	靜脈毒癮者
2004年1月	33	17	6
2004年2月	71	25	18
2004年3月	58	23	18
2004年4月	47	19	2
2004年5月	48	31	32
2004年6月	62	22	17
2004年7月	33	23	43
2004年8月	49	18	45
2004年9月	55	22	75
2004年10月	65	31	104
2004年11月	44	22	121
2004年12月	41	22	144
2005年1月	41	28	184
2005年2月	28	15	148
2005年3月	59	29	193
2005年4月	55	32	206
2005年5月	54	34	168
2005年6月	59	29	253

關鍵戰疫
臺灣傳染病的故事

看表不夠清楚的話，讓我們畫柱狀圖（下圖），至少我們知道這三大危險因子占所有個案的98％以上，看到圖表，我們好奇的是，如果您是這個疾病的主管機關，您會注意什麼？採取什麼行動？

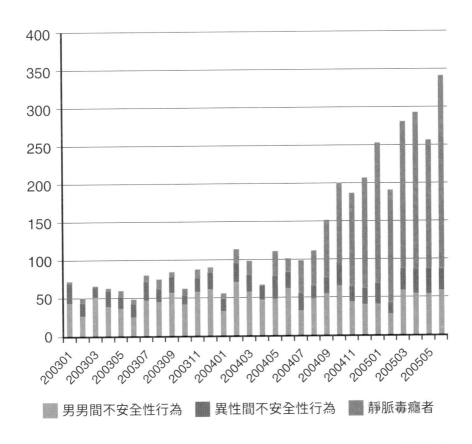

2003～2005年臺灣地區依危險因子按月份統計的愛滋案例柱狀圖

首先，就如上一節所說的，所有的防疫工作希望走在流行曲線之前，所以流行曲線上升斜率何時開始變化，非常重要。對於傳染力強，流行爆發又快又急的疫情，我們會看日報表；愛滋病疫情傳播比較慢，一般看月報表。從事後的表跟圖觀察靜脈毒癮者感染愛滋病的情況（是的，馬後砲），哪一個時間點是採取行動的重要轉折點？挑2004年初推行防疫策略是超有遠見，挑2004年底是正常。

　　如果是您，何時會發布警訊？並採取什麼行動？當時，疾管局推行的是「藥癮愛滋減害計畫」，主要內容有清潔針具、替代療法、戒毒轉介、加強監測、治療與照護，以及個案追蹤與家人諮商。您覺得夠完整嗎？如果夠？請找機會按讚！如果不夠，請提出建議，表示您更厲害，希望有一天當我們的防疫長官！

活得很痛苦，死得很難看

　　雞尾酒療法問世前，愛滋病是絕症，當時衛生署有一個文宣說「得了愛滋病會活得很痛苦，死得很難看」。這個文宣非常具爭議，但有一定影響。如果就統計數字來看（1984～1995

愛滋病統計圖），男同性戀者的比例偏低，當時的衛生署署長張博雅女士認為要說實話，民眾才知道怕，這樣的文宣才有效。當然防疫工作最困難的是一旦被預防了就沒有病例，沒有病例是誰的功勞？許多民間團體至今對當時的文宣耿耿於懷。不過，反對比較容易，重點是什麼樣的宣導才是有效的？

加勒比海的愛滋疫情

　　愛滋病最初在哪裡被發現及關注？其實，在愛滋病發生前，美國人絕對想不到它們的後院加勒比海，一個渡假天堂及轟趴聖地，會因為不安全的性行為，把美國搞得天翻地覆。

　　疫情開始之初，許多美國人認為這是上帝對同性戀者的詛咒，其中最有名的就是當時的雷根總統，在他八年的任內，不願意提供足夠經費來打這場20世紀末的仗。所以，1990年代初期，美國25～44歲成年男性的第一死因，居然是愛滋病。

　　由於免疫系統非常耐操，愛滋病感染後，可以幾年甚至十幾年不發病，和C型肝炎很像，如果不去檢驗，很多人不知道自己得病。美國疾病管制署在1981年首先報告男同性戀患者與靜脈毒癮者發生肺囊蟲肺炎的群聚感染，開始懷疑有一種新興傳

染病正在流行。

剛開始美國CDC還曾把這個病命名為GRID，男同性戀者的免疫缺乏症（Gay related immune deficiency），還曾經說出四大危險因子，有名的4H（Homosexual, Hemophiliac, Heroin Addict, and Haitian，就是同性戀、血友病、海洛因毒癮者以及海地人）。

川普說海地移民都是愛滋病人
是真的嗎？

最近美國總統川普說出「海地移民都是愛滋病人」的驚人之語，立刻被媒體圍剿，真相到底是什麼？

首先回到4個H，流行病學在調查一個新興或未知的疾病時，第一步就是找共同點。流行病學學家有時很像刑警或FBI調查員，冷酷無情，只問事實，不帶情感。美國CDC第一次描述的4個H，今天已知道藏有誤會，像男同性戀不是問題，不安全性行為才是；血友病人無辜，可惡的藥商把被愛滋病毒汙染的血液製劑賣給他們的醫生才有罪，而像日本政府那樣無視病人

權益，而讓眾多血友病人受害的，當然是共犯；海地人也很無辜，只因為最早被證實進入美國的愛滋病人，剛好是海地人，所以就被貼標籤了。

為什麼是海地？

你的地理夠好嗎？剛果、喀麥隆、海地，還有象牙海岸，有什麼共同點？這些國家都曾經是法國殖民地，所以都說法語。語言文化相同，表示彼此容易往來。

科學家證明第一個感染愛滋病的人類是在非洲的比屬剛果，就是現在的剛果民主共和國，而且證明這個病毒是由猩猩經過獵人，再跳到人類。整個中、西非的叢林中，很容易找到愛滋病毒的祖先——猿猴免疫缺乏病毒（SIV, Simian Immunodeficiency Virus）。這個古老的病毒比較聰明，和非洲的猩猩可以和平共存，但是一旦跳種，甚至只是跳到另一種猴類的恆河猴，也會致病，跳到人類造成20世紀末的新瘟疫，並不令人意外。所以由說法語的海地人，將愛滋病毒引進美國，是有科學與文化的雙重原因。

流行病學調查很像偵查謀殺案

剛剛說流行病學家很無情，很像刑警辦謀殺案，先清查關係人，不是說有關係就一定有嫌疑，但是在什麼線索都沒有的時候，這是重要的第一步。

對一種新型的傳染病，醫生看到的是結果，以愛滋病而言，是因為免疫缺乏產生的伺機性感染，但是醫生看到的是個案，流行病學家比較像在調查系列兇殺案的刑警。要找出共同的兇手，所以先找關係——共同特徵，有了共同特徵再問為什麼？可能是什麼？

有經驗的流行病學家看到血，就立刻想到傳染病，血和性行為連在一起，就更進一步指向未知的細菌或病毒。所以在1981年美國CDC發出第一個警訊時，在同一時間，病毒學家也正全力在這些病人身上找新病毒。

1982年6月，南加州發生男同性戀的群聚感染，所以才出現男同性戀者的免疫缺乏症候群（GRID）這個新名詞，也因此美國政壇的保守勢力，以雷根總統為代表，立刻用「天譴」來解釋這個族群發生怪病的原因。沒多久，越來越多的個案報告出現，其中血友病人這群無辜的受害者出現，讓GRID這個名詞迅

關鍵戰疫
臺灣傳染病的故事

速消失。

1983年，法國科研中心巴斯德研究所的病毒學家蒙塔尼耶（Luc Montagnier）團隊首先分離出愛滋病毒。1984年，美國國家衛生院蓋羅（Robert Gallo）的團隊證實了法國的發現，但給了不同的名稱，HTLV Ⅲ（人類T淋巴病毒第三型，Human T Lymphotropic Virus Ⅲ）。到了1985年，科學界才確定兩個團隊發現的是同一種病毒，而且是同一來源（由法國團隊從愛滋病人淋巴結分離出來）。

2008年，蒙塔尼耶因此獲得了諾貝爾生理暨醫學獎，不過，蓋羅並未獲獎。

這個故事是科學界當年非常精彩的羅生門，建議有興趣的讀者看一部電影「世紀的哭泣」（And the band played on），或是藍迪薛爾茨（Randy Shilts）的原著《樂團繼續演奏》（And the band played On: Politics, People and the AIDS Epidemic）。

對於大部分人，愛滋病並不是熟悉的電影故事，但是「樂團繼續演奏」（And the Band played on），在鐵達尼號電影中，那個室內樂團盡忠職守到沉船的最後一刻，依然賣力演出的那一幕，必是難以忘懷！

臺灣第一個愛滋病例

防疫人員找到病毒之後，才有正確且全方位的防治策略，藥廠也才有標的可以研發新藥。再回到愛滋病，知道了病毒，有檢驗方法，可以檢驗可能的感染源以及疑似病人，但無論是醫院、藥廠（血液製劑）、捐血中心，要在這個病毒發現之後才能全面運作，檢驗方法與試劑的發展相對較快，研發新藥就沒有那麼簡單了，這就是為什麼何大一博士的雞尾酒療法成功，已經是12年後的1996年。

1984年，一位美國人在泰國因愛滋病發要返美，過境臺灣時病得太嚴重無法繼續飛行，被留在臺灣治療，成為臺灣第一個愛滋病例。

那時我們沒有電子郵件，沒有網路，連國外出版的最新醫學雜誌，都要海運幾個月後才來臺，所有愛滋病的一手資訊都來自新聞，因為愛滋病的第一波襲向美國藝文界，所以媒體報導特別多。

當時許多臺灣醫界覺得媒體大驚小怪，這是美國人的病，我們不必跟著起鬨！不過，當時的衛生署長許子秋立刻成立「後天免疫缺乏症候群諮詢小組」，邀請國內專家討論，並親

關鍵戰疫
臺灣傳染病的故事

自主持前幾次的會議。他向國人送出一個強烈的訊息,我們要小心面對這個新興傳染病。這個小組最初的任務在收集資訊,希望知道國際上最新技術與政策,用以擬定我國的防治策略與方針。

第二年,同樣是委員之一的名血液專家臺大沈銘鏡教授到美國聖地牙哥參加第二屆國際血栓會議,會中得到一個重要訊息,所有血液製劑必須「加熱處理」就可以殺死愛滋病毒。未經加熱處理的產品都有被傳染的風險。我們知道愛滋病毒是1983年才被科學界發現,當時尚無檢驗血液中愛滋病毒的技術,而美國許多收血中心,血液來源常包括一些高風險族群。

國際大藥廠不可告人的一面

美國是血液製劑的製造大國,這些產品包括血友病人(一種先天缺乏凝血因子的遺傳疾病)不可或缺的凝血因子。在這個新科學知識確認後,美國衛生主管機關就發出了建議「不要使用未加熱處理的血液製劑」的禁令。

每個國家都有自己的標準與作法,美國的禁用有美式作風,由美國食品藥物管理署通知各大藥廠自己處理,而非公告

禁用，所以其他國家不一定有資訊可以跟進。就算跟進，各國醫藥界要經過專家討論，才對這個科學新發現做出決定，在這段期間未被禁止的產品就繼續使用，把愛滋病毒傳給血友病人。

血友愛滋

血友病（Hemophilia）是一種先天性遺傳的疾病，身體無法製造凝血因子，受傷時血液不會凝固。廿世紀以前這些病人壽命通常活不到成年，但現代醫療已經進步到可以讓血友病人和正常人一樣長壽。

凝血因子是人體內生產的一種蛋白質，一旦血管受傷，這些蛋白質就會被活化，而啟動凝血機制，讓血液凝固，以修補受傷的血管，阻止血液不斷流出，這是人體非常重要的自我保護機制。缺乏製造凝血因子能力的人，必須靠外來的凝血因子補充，例如透過輸血，或補充輸血漿中用冷凍沉澱分離出來的高含量凝血因子。

現在製藥技術可以把血漿中的凝血因子濃縮成血液製劑，讓病人不需到捐血中心輸血或打血漿，甚至可以在家注射血液

製劑，生活品質提高很多。這種血液製劑在1970年代開始問世，由於當時原料必須來自捐血者的血漿，一旦捐血人有未被篩檢出的病毒，就會把疾病傳染給血友病人。

1981年醫學界開始發現男同性戀者出現一種免疫系統不全的怪病，隔年美國疾病管制署首先接獲三例血友病人染愛滋病的通報，醫學界開始擔心血友病人有得病的高風險。因為在美國大部分凝血因子製劑的原料來自於收血中心，賣血的人背景複雜，當時愛滋病的快速檢驗法尚未問世，所以這些血液製劑有被愛滋病毒汙染的高風險。

1983年美國疾病管制署發出警語，血液製劑是血友病人得到愛滋病的傳染途徑，當年歐洲的一家藥廠發明了以「加熱處理法」來消滅愛滋病毒，德法兩國率先禁止販賣未經加熱處理的凝血因子（「加熱處理法」是以50～60℃的溫度，不至於破壞產品中的蛋白質，卻足以殺死細菌或病毒，在釀酒及食品界廣為運用）。

1985年7月國際血栓會議中，科學界確認了加熱處理確實可以殺死愛滋病毒之後，各國政府不同的反應，就有了說不完的故事。

先說美國，美國一向仰賴產業自主管理，由於任何傷害與

過失的法律訴訟及賠償金額常創天文數字，所以一般認為，公司應該不敢冒這麼大的風險，所以美國政府在1985年並未頒發禁令，只是發出通告（Directive）給血液製劑公司及捐血中心，提醒使用這些未經加熱處理產品的風險。結果美國約一萬名血友病病人，有一半以上都感染了愛滋病毒。

不能說的祕密

在藥界有個一不能說的祕密，其實所有行業都一樣，產品只要符合貴國標準，吃死人，你們自己負責。所以，在先進國家禁用的「未加熱處理的血液製劑」轉向海外市場，在其他國家繼續販售。當時日本厚生省剛好在1983年核准了讓患者可以帶血液製劑回家注射的政策，所以使用量大增。

日本血友愛滋的醜聞

加熱處理血液製劑的方法是歐美藥廠的專利技術，日本生產血液製劑的藥廠自己生產未經加熱處理的製劑，日本政府遲至1985年7月才開始宣布回收有可能被汙染的血液製劑，但動作

緩慢到1986年中才回收完畢，結果日本血友病人4500人中，後來確認共2000人染上愛滋病，占45％。

當時的厚生省大臣正是橋本龍太郎，這個醜聞一直要到十年後，一位受害者大學生川田龍平出面指控，最後日本內閣由首相率全體內閣在電視前公開向國人道歉，這位首相就是當年的橋本龍太郎！

80年代衛生界崛起的兩顆新星

1984年第二次「後天免疫缺乏症候群諮詢小組」會議中，當時的衛生署許子秋署長聽取了沈銘鏡教授報告後，衛生署立刻採取行動。首先是藥政處立刻頒發禁用「未加熱處理的血液製劑」的禁令，但是在已經加熱的新產品進口之前，病患的需求怎麼辦？當時主管督導捐血中心的醫政處下了另一道命令，全面增加血漿冷凍沉澱品的供應，這種產品因為是在捐血中心分離，比較不好使用。病人要在醫院的血液科輸血漿好幾個小時，當然比不上藥廠製造的濃縮凝血因子可以帶回家打一針就好，但緊急時期有勝於無。

許子秋署長當年兩位醫政與藥政的幕僚，是他一手栽培的

新秀，分別是葉金川先生與黃文鴻先生，這兩位衛生署最年輕的處長，當年35歲。

結果，臺灣是世界上血友病人因使用未經加熱產品而感染愛滋病情最低的國家之一。1998年，當愛滋病檢驗試劑核准上市後，臺灣亦領先亞洲各國，最早實施捐血中心篩檢愛滋病毒。這些政策都是防患於未然的前瞻性施政，而且當時社會上普遍還認為這個病是美國人的病，在這時空背景下制定前瞻性政策，非常可貴。或許有一天，這個社會將緬懷那個時代，為大家守護一個新興傳染病入侵的公共衛生行政先行者。

世界各國主要國家血友愛滋流行情形

	血友	愛滋	百分比
美國	15,000	7500	50%
日本	4,500	2,000	45%
英國	3,891	1,243	32%
臺灣	1,000	53	5.3%

關鍵戰疫
臺灣傳染病的故事

第六章

安非他命：
反安毒是來自統計的英明決策

安非他命具成癮性，長期使用會損害腦血管，破壞肝、腎及肺。1988年以前，醫學界還不清楚安非他命的成癮性問題；1989年代末期，臺灣社會經濟起飛，掀起金錢風暴，房地產暴漲，股市狂飆，而新型毒品安非他命，則悄悄的在社會基層廣泛流行……

二次大戰日軍的遺禍

在二次大戰期間,日本軍方發明一種安非他命製劑（philopon）,可以讓軍人、工人長時間不睡覺,也不太需要進食,在日軍戰敗前夕,甚至提供給神風特攻隊的飛行員。

戰後,日本經濟大蕭條,許多人繼續使用這個藥來渡過食物缺乏、未來看不到希望的苦日子,最高峰時有150萬人使用安非他命成癮。到了1951年,日本厚生省覺得事態嚴重,把安非他命列為禁藥。

甲基安非他命原本合成的技術比較複雜,需要製藥設備,不幸後來藥學界發現用麻黃素,簡單設備就能得到很好的結

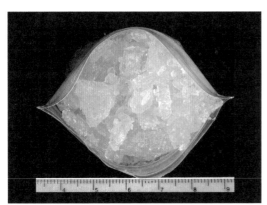

「甲基安非他命」外表和冰糖一樣,所以市場以「冰毒」稱之。（圖片來源／衛生福利部食品藥物管理署）。

晶,這個新製程產生的甲基安非他命,外表和冰糖一樣,所以市場以「冰毒」稱之。

日本禁掉安非他命這個原本合法的藥品,但市場上仍有極大需求,所以地下市場就誕

關鍵戰疫
臺灣傳染病的故事

生了。據說日本黑道和韓國黑道合作，而韓國人不吸食安非他命，所以變成純外銷。

到了1970年代，日本警方開始和韓國警方聯手查緝，所以山口組就找到臺灣黑道一位有名的「楊師傅」，據說是臺灣黑道第一位學會製安非他命（冰毒）的專家。他幫助臺灣黑道外銷安非他命至日本十多年，最後在臺日警方聯手下被捕入獄。

楊師傅在1980年代中期出獄後，又重回老路合成安非他命，但這時日本警方緝私網非常嚴密，在外銷頻遇挫折時，臺灣社會開始發生巨大的變化。金錢遊戲盛行的時代，黑道發現市場需求很大，但當時醫學界對於安非他命的成癮性並不清楚。

覺醒劑是什麼？

覺醒劑是日文，指的是安非他命這類的中樞神經興奮劑。醫學上對中樞神經系統，主要是對大腦功能有作用的藥物很多，如果以單純的增強（興奮）或減弱（抑制），可以分為興奮劑和抑制劑兩大類，後者最常用的就是安眠藥，中樞神經興奮劑在醫學上的用途，主要是在治療過動症（Attention Deficit and Hyperactivity Disorder，簡稱ADHD）、嗜睡症，以及減肥，因而有抑制食慾的藥理作用。

由於安非他命又有催情（aphrodisiac）、欣快（euphoriant）的藥性，所以是「吸毒」者喜好的藥品。我們過去將「嗎啡、海洛因、古柯鹼」稱為毒；「大麻、鴉片」稱為煙，所以戒嚴時期有所謂的「動員戡亂時期肅清煙毒條例」，國際上，統稱為Narcotics，中文叫麻醉藥品。

1961年，聯合國通過了麻醉藥品單一公約（Single Convention on Narcotic Drugs），讓全世界可以共同反毒。到了1988年，有鑑於現代製藥技術進步，又把範圍擴大稱為「麻醉藥品與影響精神物質公約」，這裡所指的影響精神物質（Psychotropic substance），泛指所有會作用於中樞神經系統而有濫用之虞的化學物，不限於藥品。

安毒一度被當成維他命

醫學界在1988年以前，還不太清楚安非他命有成癮性，所以逍遙法外。當時嗑藥族愛的是紅中、青發、白板這三種安眠藥，這是因為外觀顏色而取的別名。另外還有一種止痛劑叫作

速賜康，市場上給它的暱稱是「孫悟空」。

今天的嗑藥族選擇更多了，主管機關防不勝防。像拉K、搖頭丸，以及搖滾巨星麥可傑克遜最後致死的異丙酚（Propofol），因為外觀像牛奶一樣，而且用過就失憶，所以稱為「失憶牛奶」。這是醫界，尤其是美容外科最好用的手術麻醉劑，沒想到被用來嗑藥。現代人選擇那麼多，社會壓力這麼大，要防範藥物濫用（drug abuse）還真難。

安非他命的不眠、減肥、催情、欣快這四大特性，加上早年醫學界對於成癮與否尚無定論，於是1980年代末期先在卡車司機、計程車司機及KTV流行後，入侵校園以及白領階級，許多為升學而熬夜的莘莘學子，還把安毒當維他命。

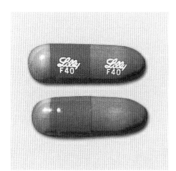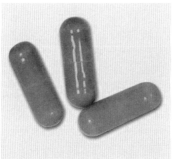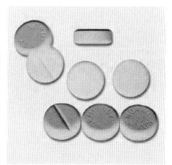

紅中、青發、白板這三種安眠藥，早年曾是嗑藥族喜好的藥物。（圖片來源／衛生福利部食品藥物管理署）。

法界與醫界之爭

　　就在安非他命已經入侵社會各階層，醫界與法界卻陷入文字之爭，到底安非他命應屬禁藥、麻醉藥品還是煙毒，因為這三個名詞分屬三個不同法令。禁藥，藥事法所稱禁止使用之藥品，只罰製造、販賣、輸入，不罰使用者；麻醉藥品（Narcotic Drugs）與煙毒（Narcotic）是同樣的東西，但是有合法與非法之分。可以用在醫療上作為麻醉劑者稱為麻醉藥品，非法使用就是毒品。例如嗎啡、鴉片，都有重要醫學用途，但也是傳統

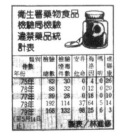

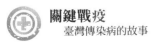

安非他命到底該歸誰管理？當年衛生署、法務部互推皮球（翻拍自聯合晚報1990年5月25日報導）。

關鍵戰疫
臺灣傳染病的故事

毒品的來源。鴉片的主成分中有嗎啡，是最佳止痛劑，但成癮性極高，嗎啡再精製，就成為萬毒之王——海洛因（二乙醯嗎啡）。當時，有麻醉藥品管理條例，又有戡亂時期肅清煙毒條例，所以主管機關權責不清，互推皮球。

藥檢局的警訊

「藥物食品檢驗局」是中央衛生主管機關最重要的檢驗單位，臺灣司法界的鑑識（Forensic Science）早期尚未擴及藥物及生物檢驗。今天大家看多了CSI犯罪現場，就知道刑事機關各種檢驗的重要性。不過1990年代以前，警方抓到不法藥物，都送到衛生署藥物食品檢驗局幫忙鑑定。

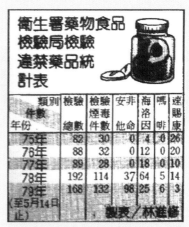

類別 件數 年份	檢驗 總數	檢驗 煙毒 件數	安非 他命	海洛因	嗎啡	速賜康
75年	82	30	0	4	0	26
76年	88	32	0	12	0	20
77年	89	28	0	18	0	10
78年	192	114	37	64	5	14
79年 （至5月14日止）	168	132	98	25	6	3

製表／林進修

安非他命在1989年以前，未曾出現在檢警單位委託送驗的違禁品中，但到1990年，檢驗件數已躍升至違禁品的首位」。（翻拍自聯合晚報1990年5月25日報導）。

90年代，向毒品宣戰

1990年6月，藥物食品檢驗

局在衛生署的例行主管會議中提出了一個統計表，時任局長的黃文鴻向剛上任的衛生署長張博雅提出警訊：「一個新的違禁藥物——安非他命，在檢警單位委託送驗的個案中，在1989年以前不曾見過，但到了1990年，檢驗件數已躍升至違禁品的首位」。出身政治世家，又兼具醫學公共衛生背景的張博雅，立刻向行政院報告，啟動了90年代有名的「向毒品宣戰」。

「根據統計，衛生署的長官都是英明的！」當年藥物食品檢驗局提出的報表雖然不是疫情曲線，但是一位主管檢驗的首長，由於他在衛生行政體系的歷練以及超強的觀察力，才有能力提出這麼重要的報告，而這個報告的精華就是一張統計表。

當年，行政院派在衛生署的統計室主任，每次開會一談到統計就驚訝的發現，從署長、副署長以及一級主管中的處長、局長，每個人統計的素養極高，根本輪不到他評論的機會，所以留下了這句名言「根據統計室主任的觀察，衛生署長官都是英明的！」

結論，統計真的很重要，所以要講三次！柯P的前輩，前衛生署署長、新光醫院院長候勝茂醫師，在講病人安全時，強調要講七遍，很符合本書風格。

第七章

SARS：
來自香港M Hotel
的新病毒

SARS指的是嚴重急性呼吸道症候群（Severe Acute Respiratory Syndrome），是2003年4月16日世界衛生組織正式命名的新病毒。臺灣在2003年遭逢SARS入侵，短短3個月，造成全臺674人染病，84人死亡，並且在防疫史上創下臺北市立和平醫院封院、北市社區封樓，17萬人接受居家隔離的慘痛紀錄……

2002年冬
非典型肺炎在廣東佛山發跡流行

在過去，走一趟佛山，不難在市場找到許多珍禽異獸。佛山據說是滿漢全席中的熊掌，以及老廣生吃猴腦的發源地，也是今天全世界流行港式點心的發源地。佛山有一種特別受歡迎的動物果子狸（又稱白鼻心），到處可見。在武術上，又因為電影中的黃飛鴻、李小龍、葉問都在佛山發跡，而聞名華人世界。

2003年元旦，一位服務於羅氏藥廠的友人，捎來一個奇怪的訊息，說他們的克流感在廣東賣到缺貨。他們當地分公司的經理被領導叫去斥責，說他們散布當地流行「非典」的謠言，如不節制，以後看著辦。

同時間，傳統中藥用於清熱解毒的板藍根亦熱賣。「非典」是大陸對「非典型肺炎」的簡稱。醫學上把肺炎雙球菌引起的肺炎，視為最重要的典型（classical）肺炎，凡是由臨床上不常見的病原，例如黴漿菌（Mycoplasma）、披衣菌（Chlamydia）、黴菌或病毒所引起的肺炎，因為和典型肺炎的症狀在X光上的表現不一樣，所以醫界以非典型肺炎稱之。

香港M Hotel 911號房

2003年2月21日，一位來自廣東的劉教授住進了九龍M Hotel的911號房。他老態龍鍾，所以大家沒有注意到他患有很嚴重的肺炎，他是為了姪女的婚禮抱病來香港。飯店同層樓另外住了一位美籍陳姓華人（二天後飛到越南河內），一位來自臺灣的商人，一位來自新加坡，一位來自加拿大的旅客。事後追查，劉教授雖然只住了一天，但一共傳染了16位房客及1位訪客，最後引爆了SARS全球危機。

3月4日，一位27歲的男性到M Hotel 9樓訪友，11天後住進了威爾斯醫院，引爆了院內感染，共超過100人得病。之後，在4月1日，當20輛巴士從淘大花園疏散住戶的畫面在電視上出現，香港立即成為死城，並被世界衛生組織列入旅遊警示區，一直到6月23日，共封港84天，總共1755人感染，299人死亡。

偉大的歐巴尼醫師

從香港M Hotel回到河內的陳先生，後來也因肺炎住進了法國醫院，由知名的歐巴尼醫生診治（Carlo Urbani），這個醫生

非常警覺，立刻通報世界衛生組織，如果不是他的預警，這次的大流行不知道要傳布到多少國家之後才被發覺，世界衛生組織在3月12日就發出全球警訊。

誠實面對是不二法則

卡羅歐巴尼（Carlo Urbani）是義大利醫師，1956年10月生，畢業於安科那大學醫學院，具醫學博士學位，專攻傳染病與熱帶醫學。他在非洲投身流行疾病的領域多年後，成為世界衛生組織的顧問，1996年加入無國界醫師，並在1999年代表該團體獲頒諾貝爾和平獎。

2003年2月，他被請去越南河內的法國醫院，去看一個剛從香港回來住過M Hotel的病人陳先生。當地的醫師認為是流感引發的肺炎，歐巴尼醫師認為這可能是一種新興傳染病，而且傳染力非常高，他立刻向世界衛生組織送出通報，並知會越南衛生部，因為政府高層的重視與迅速的行動，很快的就控制了疫情，成為這次全球SARS流行控制疫情最成功的國家之一。

歐巴尼醫師的警訊，不知救了多少人命。我們很難想像如果沒有他，不知何時世界衛生組織才會警覺。世界衛生組織的

東南亞辦公室，在3月7日就到達越南，協助疫病調查及控制，12日就發布非典型肺炎的全球警訊，歐巴尼醫師卻不幸在3月29日病逝於曼谷。此時，全世界已經烽火遍地。

超級傳播者

在流行病學的歷史裡，常出現「超級傳播者」，也就是小部分的人傳染給了大部分的人，有點像80/20定理，歷史上最有名的是傷寒瑪麗，她自己是無症狀的帶菌者，又剛好在廚房工作，所以傳染了51個人。

超級傳播者通常症狀不能太嚴重，所以才有活動力，同時又帶有大量病原。這位廣東的劉教授，剛好符合這個條件。他直接傳染的人雖然不多，但是經他傳出去的每一個地方，都爆發大型感染。

為什麼含有SARS病毒的尿液
跑到空調系統？

在SARS流行期間，最不可思議的莫過於香港的一幢住宅大

樓——淘大花園，總共爆發了超過300個人感染，最後香港政府只好把整個社區民眾移到渡假村去集體隔離，這是整個SARS感染中，醫院外感染最大的一宗。

感染原因超出大家想像，因為建築老舊，大樓汙水管（糞尿亦從此排出）或排水管一般都有一個彎型設計，稱為「存水彎」，讓排出的汙水不會有臭味上來。老舊的建築有時候彎管

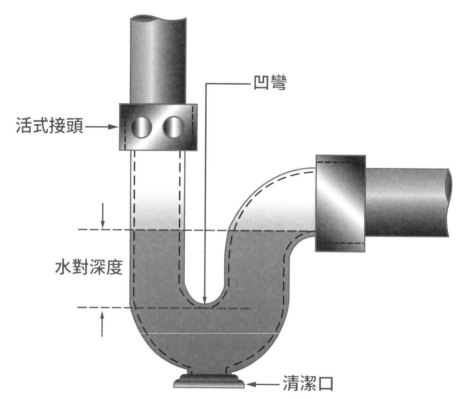

活式接頭→

凹彎

水對深度

清潔口←

存水彎失去功能是造成香港淘大花園SARS群聚感染的原因之一。

關鍵戰疫
臺灣傳染病的故事

裡的水乾掉了，底下汙水管就會和上面的空氣相通，表示SARS病毒可以經空氣傳染，或者被汙染的水滴會從空調系統散布。那麼傳染源從何而來？

事後了解，指標病例是一位從威爾斯醫院感染SARS的尿毒症病人，到淘大花園和親戚相聚，這種腎臟功能不佳的病人，尿液中會有大量SARS病毒，而不幸汙水管存水彎以水隔離的功能壞掉了，反而成為空氣的通道。簡單的說，許多尿屎微滴，透過大樓空調四處散布，而不幸的是這裡面有SARS病毒。話說回來，就像我們爆發國小痢疾疫情一樣，如果沒有這些超級病菌與病毒，淘大花園的居民不知吸了多久的尿屎微粒。以現代術語形容，可能還是「奈米級」或「PM2.5」。

臺灣28天的SARS風暴

2003年SARS傳到臺灣後，從4月24日和平醫院封院開始，造成社會大恐慌，然後到處淪陷。經濟學家估計，如果SARS延燒持續6個月，臺灣當季的GDP會掉一半，大約是1500億左右。那一年的集體恐慌，今天還記得的人恐怕不多，因為SARS病毒來得急、去得快，有點像颱風，侵襲時一片狼藉，又是淹水，

又是土石流，又是招牌掃落，路樹倒塌，但風災過後，迅速復原，好像什麼都沒發生。

SARS的歷史紀錄

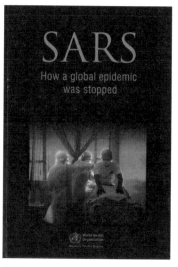

對於這次全球管控ＳＡＲＳ疫情有興趣的人，最重要的文獻是《SARS, How a global epidemic was stopped》。而臺灣的部分，歐巴尼紀念基金會出版的《回首SARS》、《走過SARS》，是必讀的歷史紀錄。

對於2003年全球管控SARS疫情有興趣的人，可參考WHO出版的重要文獻《SARS, How a global epidemic was stopped》。（圖片來源／翻攝WHO文獻）

大自然的法則

幸好，大自然有一定的法則，能夠在空氣中傳播的細菌或病毒，其外膜能夠抵抗惡劣的大氣環境，但有外膜保護的細菌或病毒，會成為人類免疫系統的攻擊對象，否則人類早就死光光。

關鍵戰疫
臺灣傳染病的故事

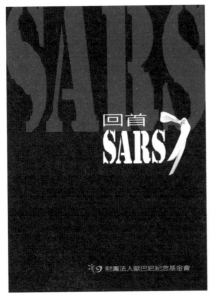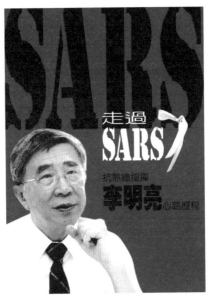

歐巴尼紀念基金會出版的《回首SARS》、《走過SARS》，是臺灣防治SARS必讀的歷史紀錄。（圖片提供／歐巴尼基金會）

　　像愛滋病這種病毒，沒有外膜，所以可以避開人類免疫系統的攻擊，但也必須親密接觸，或者直接由血液進入人體，才能危害人類。這就是為什麼共用針頭輸血有一定的風險，因為病毒穿過皮膚，直接進入人體，而皮膚是人體最重要的防護衣。

　　其次，如果細菌或病毒要永續生存，並可以傳宗接代，最聰明的是和宿主互利共生。最近很夯的「腸道菌群」

（Microbiota），已經引爆了一波生技熱！就是描述和人體互生互存的這些細菌。

哥哥的糞便讓5歲男童重生

首例！靠哥哥糞便救命，5歲男童重生

　　哥哥的糞便救了弟弟一命。一名5歲男童日前誤食強鹼，造成食道嚴重灼傷、胃部損傷，於治療過程使用大量抗生素，以致改變腸道菌叢，不幸感染困難梭狀桿菌，引發腹部腫脹、血便等症狀，但此時抗生素已無治療效果，最後選擇糞便腸道菌叢移植，由11歲的哥哥捐贈新鮮糞便，移植隔天男童腹部腫脹明顯改善。醫師表示，糞便腸道菌叢移植未來可能運用在過度肥胖、發炎性腸道疾病等領域。（資料來源／蘋果日報2017/12/28，沈能元臺北報導）

　　人類腸道中的細菌、病毒數，有人認為十倍於人體的細胞總數，所以名醫吳俊穎介紹了一本書《我們只有10％是人類》。這些在人體內的微生物與人類相處有幾種模式——共生

或寄生。「共生」又分無害或互利，跟人互利共生最厲害，宿主不但不會消滅牠們，還要保護牠們，近幾年流行的益生菌就是；而無害共生，宿主也沒有驅逐牠們的動機。

對宿主有害的細菌、病毒會「寄生」。戰後這一代人，小時候被蛔蟲、蟯蟲等寄生蟲困擾，寄生蟲長太大或太多就會喧賓奪主，把養分吸走，小朋友營養不良就會去看醫生，所以過去像鷓鴣菜這種打蟲藥，二次大戰後很熱賣，你跟宿主過不去，宿主就把你消滅，而SARS似乎就是這種笨病毒！

乞丐趕廟公

從生物演化的立場，最笨的就是反客為主。臺語俗諺說「乞丐趕廟公」，形容本來廟的管理者（廟公）好心收容了乞丐，結果乞丐喧賓奪主，把廟公趕走了，沒有了廟公，乞丐哪能生存？

新病毒不夠狡猾，讓人類逃過一劫

反觀SARS一下子就把人類這個宿主殺死，導致自己也被活

活餓死，「說牠笨也好，說牠嫩或說牠幼稚、不成熟也行。」在當時臨危受命的衛生署長、現任副總統陳建仁眼中，這個新興病毒還不夠老練，更談不上狡猾，才讓人類逃過一劫。

陳建仁認為SARS是個「笨」病毒。他解釋，一些比較聰明的病毒，比如流行性感冒病毒、腸病毒或愛滋病毒，在和人類經過一段時間的調適期後，已學會把毒性降低，同時把感染力增強的策略；如此一來，才不會把宿主殺死，也能一代接一代繁衍下去，成為殺也殺不盡的「永遠的病毒」。

這段話說明了人類與病毒戰爭的一個重要法則，如同老子《道德經》所說「飄風不終朝，驟雨不終日」，暴風驟雨雖然破壞力強，但無法長久持續。20年前有一部由達斯汀霍夫曼主演的「危機總動員」（The outbreak），劇中把伊波拉這種極致命的病毒，從原本只會近距離接觸（尤其是血液）才會感染，變成可以透過空氣傳染（air-borne），造成全鎮大流行，搞到派軍隊去封鎮，甚至一度想要全鎮撲殺。

「撲殺」是處理被感染動物的手段，君不見所有的禽流感，農政單位最重要的措施就是撲殺。因為動物體內的病毒，銷毀就不見了。古代對於重大傳染病主要是隔離，如果是奴隸或敵人感染傳染病，那撲殺感染者或燒毀整個村莊最保險。

關鍵戰疫
臺灣傳染病的故事

SARS病毒的罩門：發燒

　　SARS似乎是上天給人類的考題，但故意留下一個罩門，看我們找不找得到。SARS病毒的罩門就是「不發燒之前不會傳染」。流行性感冒、登革熱、小兒麻痺、腸病毒，病人會不會傳染和發不發燒沒有關聯，常常病人還沒有明顯的症狀，就可以傳染別人。不過，SARS病毒很笨，或者說太毒，不知道進入

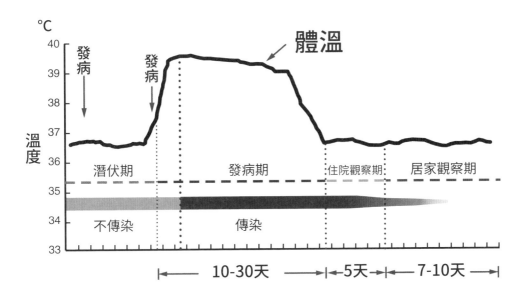

SARS的病原體是冠狀病毒，未發燒前不會傳染的特性成為防疫關鍵。

人體要潛伏（幾乎所有傳染病都有潛伏期，指的是病原進入人體，但人體還未有症狀，所以不知道已被入侵的這段期間）。SARS潛伏期很短，病毒開始繁殖後可傳染時，宿主就發燒了。

臺灣在第一波SARS來襲時，成功守住。4月25日衛生署在立法院以「三零」：零死亡、零輸出、零社區感染，表達防疫體系的信心。這時全世界疫情已經失控，所以當4月24日和平醫院封院時，我們已經有許多資訊可以參考。首先，禍首是一種新的冠狀病毒，且已經有一些檢驗方法可以使用，雖然都不夠準確，但勉強可用。最重要的是科學界傳來一個重要訊息：「未發燒前，不會傳染」。

2003年4月24日和平醫院封院，4月25日在立法院備詢時，涂醒哲要中央健保局支援防疫體系，我的第一個工作就是去桃園機場設立發燒篩檢站。

最重要的防線：發燒篩檢站

我們當時在媒體看到新加坡有一臺遠距監測儀，就是現在桃園機場用的那種監測體溫儀器，防疫人員不需要把每一位旅客攔下來用耳溫槍一個一個量體溫，但是緊急時刻已來不及進

口遠距監測儀，怎麼辦？

當時疾病管制局負責機場檢疫的分局長林頂告訴我，一位同仁黃彥芳到臺電去做疾病衛教宣導的時候，知道臺電有一支用於偵測高壓電線的遠距紅外線測溫槍，不知道能不能用？

我親自打電話向臺電商借。起初我們擔心臺電測試的是幾百度的高壓電纜過熱，而人體體溫是37度，不知是否同樣可用？幸好，這種測溫槍的測溫範圍從零下低溫到幾百度高溫都可以，所以我們帶著食品藥物管理局副局長曾干芳和林頂三個人一起在機場試用。我們用這支測溫槍，射紅外線照旅客的額頭，無奈螢幕太小看不清楚。

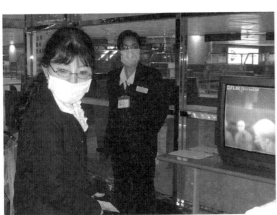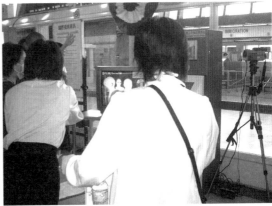

位於桃園機場的紅外線體溫監控儀（圖片來源／衛生福利部疾病管制署北區管制中心）。

我因為有一點電器常識，看到那把槍上面有接頭，推測應該可以把影像輸出，就請機場把貴賓室的彩色電視機搬來，當場拼湊出一部「紅外線人體體溫探測儀」。

　　然後，我們三個人用二百個旅客做對照實驗，每個人都同時用耳溫槍以及探測槍量體溫，資料比對後發現，額頭表面用探測槍平均溫度比耳溫低2.5度，所以我們就把探測槍的發燒訂在38℃-2.5℃=35.5℃，只要超出這個溫度，電視螢幕就會出現紅光，否則是正常的藍光。如此，第一臺「拼裝體溫探測儀」，就在2003年4月26日桃園機場正式上路。這段轉捩點就是後來我們有辦法一步一步控制疫情的重要因素！

雲林土豆──仁、仁、仁

　　抗SARS期間，負責協調各部會間分工合作的人，有一位是當時的政務委員李應元，他是雲林人，他說：「我們雲林的花生特別好吃，而且常常有一個花生殼裡面有三顆花生仁，所以用臺語形容說仁、仁、仁。」他指的是「抗煞三仁」：陳建仁、蘇益仁、張鴻仁。前教育部長曾志朗是語文學家，他曾說過，臺語是少數語言用重複字來強調名詞的特性，例如：

「香」、「香香」、「香香香」，就形容香、很香、到非常香的不同程度。小時候三個仁的花生很罕見，每次吃到都會很興奮。

大軍未發、糧秣先行

抗煞期間，總指揮是李明亮教授，署長是陳建仁、疾管局局長是蘇益仁，抗煞英雄是隻身進駐和平醫院的葉金川教授，那，為什麼中央健保局也加入抗煞行列？

當時和平醫院事件爆發後，臺灣的疫病指揮體系立刻被過多的資訊、過多的命令，以及同時要處理過多事情而淹沒。

衛生體系第一次被資訊淹沒是全民健保於1995年2月，開辦前三天，醫界戲稱「健保228事件」。一時之間兵荒馬亂，因為資訊缺乏，流言四起。各級醫療院所一片混亂，健保局各地分局擠滿換健保卡的人群。不過，時負重任的第一位健保局總經理葉金川是位頭腦清楚、體力過人、經驗豐富的指揮官，所以資訊雖亂，指揮系統不亂。他半年內就讓全民健保順利上路，一年內就讓民眾滿意度過半！20年後，全民健保的滿意度已經有超過10年高達80％以上，是民主化之後臺灣史上最成功的社

會政策。

臺灣政府體系指揮系統崩潰的最大教訓是1999年九二一震災，幸好當時的衛生署署長詹啟賢、政務次長楊志良都是頭腦冷靜，指揮若定的行動派，所以九二一震災時，醫療、防疫問題都在第一時間就搞定。

但2003年的SARS，剛成立三年多的疾病管制局就崩潰了。一開始成立的中央疫情指揮中心毫無章法，根據當時國安會祕書長張榮豐觀察，指揮體系紊亂，最大的問題來自高層。他又說，你們醫界長官都很聰明，所以都在「拚天才」。指揮官沒有受過危機處理以及指揮體系的訓練，是當時一個和平醫院事件就讓防疫體系崩潰的主因。

身為健保局總經理，我在4月25日接下涂醒哲署長的「軍令」後，在行政院主持SARS防治協調會中，一共接下10件大事，全都是後勤作業，其中最重要的是總額預算，因2003年是醫院健保總額預算實施的第一年。

SARS和健保總額預算

「總額預算」是依全民健保法，每年年度開始前，中央健

 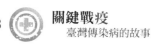

保局和醫界代表協商出一個預算，如果年度結束時超出預算額度，醫院可以請領的健保費就要打折。如果病人不來醫院或封院，健保照樣給錢嗎？爆發SARS疫情的醫院門可羅雀，養了這麼多醫生、護士及工作人員，沒有收入怎麼辦？

　　根據當時擔任醫院評鑑及品質策進會董事長謝博生的回憶，「和平醫院封院後，各醫院面臨急遽增加的發燒病患，能推則推，深怕一不小心收到SARS病患，會讓其他病患不敢上門，影響營收，就因如此，臺大急診被擠爆，最後終於被攻陷。臺大急診淪陷，是總指揮李明亮教授最心痛的一刻！」

SARS 防治工作報告

（2003．04 ─ 2003．07）

●●● ● 總

東部地區抗SARS工作紀實
南部地區抗SARS工作紀實
中部地區抗SARS工作紀實
第十冊　宣導
第九冊　電話服務
第八冊　處理捐贈物資暨調查需求
第七冊　調查調度防疫
第六冊　規劃分級病床
第五冊　代辦醫療照護
第四冊　執行總額費用
第三冊　審查通報應變
第二冊　擬訂法令
第一冊　處理外交事例

摘要

中央健康保險局參與抗SRAS大作戰，是歷史上空前絕後的事情。

謝博生教授決定帶著醫策會走入基層，希望基層醫師擔任第一線把關，但是發現遇到極大的阻力。於是，他請當時擔任中央健保局總經理的我出面，解決怕業績下滑而拒收發燒病患的問題。

　　謝博生教授說，「醫院都有經營壓力，當然害怕遭SARS波及導致業績滑落，張鴻仁因此向所有醫院保證，SARS流行期間健保總額制度不變，換句話說，就算醫院在那段期間醫療量下滑，在總額給付不變的大前提下，總收入還是不變」，他認為這個政策，是那場百年大疫的轉捩點！

　　當時中央健保局接下的工作項目之多，可以說是「罄竹難書」，所以後來我們出了一套SARS防治工作報告，記錄當時中央健康保險局參與抗SRAS大作戰的過程。一個保險機關投入防疫作戰團隊，應該是歷史上空前絕後的吧！

臺灣公共衛生史上的奇蹟：
超強雜牌軍

　　李明亮總指揮上任後，最重要就是建立抗煞辦公室，他身邊有兩位重要幕僚，一位是任署長室參事的劉丹桂，另一位是

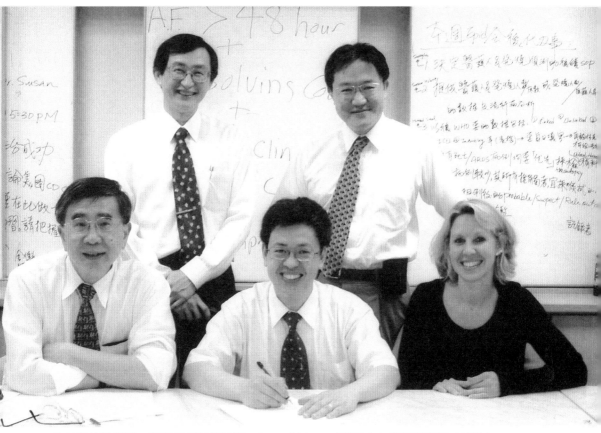

2003年抗煞期間,英國CDC防疫專家Dr. Susan Maloney(前排右)和抗煞團隊(前排左起李明亮、陳建仁,後排左起張鴻仁、郭旭崧)開會,一起為防堵SARS病毒擴散而努力。(圖片來源/張鴻仁提供)

擔任過國家衛生研究院行政處長的趙秀琳。李教授回憶說「沒有趙秀琳,我可能早就崩潰!」更重要的是,時任參事的蕭美玲向他建議,把外派在華府的郭旭崧博士調回來擔任抗煞辦公室主任。俗話說,「先安內才能攘外」,這兩個決定是他一上

任最重要的決定。從李明亮在2003年5月6日接任，到7月5日世界衛生組織將臺灣自SARS感染區移除為止，展開他這一輩子最難忘的兩個月。

李明亮教授在《走過SARS》回憶說，他這個沒正式頭銜，沒薪資、報酬，一個人的「總指揮」居然網羅了一群「超強雜牌軍」，其中有三位衛生署長、六位副署長、三任中央健保局總經理，還有中研院院士、大學校長、教授，都是一時之選。

事後回想，那時臨時組成的雜牌軍可以說是臺灣公共衛生上的奇蹟。

李明亮教授尤其印象深刻的是郭旭崧，所以當SARS結束後一年，蘇益仁請辭疾管局局長，他力薦郭旭崧接任，並說「他在SARS期間讓我看出這一位年輕一代，可以造就，幾乎不可替代的人才」。

可以恢復正常生活

5月24日，抗煞總指揮李明亮教授在評估SARS疫情趨勢時，認為疫情高峰已過，應該會反轉而下，可以開始收拾戰場。他在那天講了一句，比向太太求婚更重要的話：「大家可

關鍵戰疫
臺灣傳染病的故事

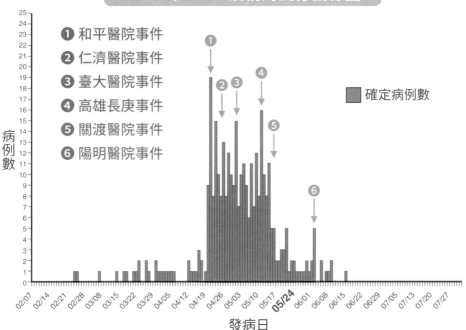

李明亮署長說SARS疫情已穩定，可恢復正常生活，此話一出，獲得各大
媒體大篇幅報導（翻攝自中時晚報）。

以恢復正常生活了！」。

「可恢復正常生活」這句話立刻躍登報紙頭版頭條，那天適逢週末，餐廳、電影院、酒吧，立刻湧進壓抑已久的人潮。一位任職於酒商的友人事後回憶，「那天晚上的酒類銷售量，好像爆發了疫情！」

李明亮教授事後回憶，他講這句話時自己沒有感覺，只是用專業的立場把事實說出，套句白話是缺乏新聞的sense。事後他有兩個後悔，第一是應該前一天去買房地產或股票，這是缺乏「business sense」，第二是應該先跟總統及行政院長報告，這是缺乏「political sense」。這是替國家立下汗馬功勞的總指揮，事後最愛講的故事！

浴火再造的防疫體系

今天走進疾病管制署7樓，會看到牆上寫著「國家衛生指揮中心」，牆上有另一段文字，是當年陳建仁署長所留下，詳述了這個指揮中心的成立經過。

外行人看「國家衛生指揮中心」大約3分鐘就看完了，總共七間會議室以及一個大的辦公廳，每個座位上面都有電腦，加

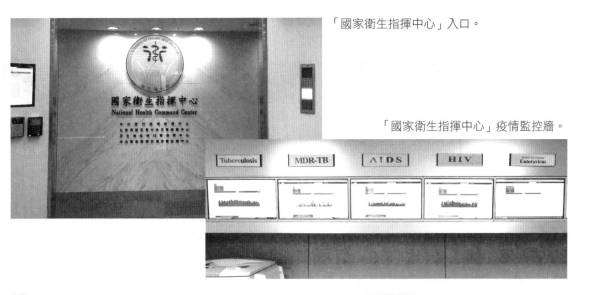

「國家衛生指揮中心」入口。

「國家衛生指揮中心」疫情監控牆。

國家衛生指揮中心興建誌

2003年春天，SARS 風暴襲捲全球，我國公共衛生及醫療體系亦歷經前所未有之挑戰。防疫視同作戰，作戰首重戰略之決策及指令之傳達。行政院遂於同年5月11日假疾病管制局成立臨時指揮中心，發揮資訊整合、意見溝通及政策協調功能，經跨部會合作及民眾全力配合，於7月5日抗煞成功。其後於11月間，拜訪美國衛生部長 Tommy Thompson，受其邀請來觀部內常設之指揮中心 SCC（Secretary Command Center），該中心常設專人負責資料蒐集、分析及監控，一旦遇有災、疫情時，隨即啟動指揮。基於我國抗煞經驗及國際趨勢，確宜成立因應衛生災害之應變指揮中心，歷經一年特間規劃建置，2005年1月話成啟用，特撰此誌，以為之記。

署長
陳建仁
2005年1月18日

Note on the Establishment of the National Health Command Center

In Spring 2003, SARS (Severe Acute Respiratory Syndrome) engulfed the whole world like a storm, and the public health and medical care systems of Taiwan faced an unprecedented challenge. Disease control is like fighting a battle, which means that strategic decisions and the transmission of orders are essential to winning the battle. Consequently, on May 11, 2003, the Executive Yuan established within the Center for Disease Control, Department of Health a temporary command center to integrate information, and to facilitate communication and coordination. Through inter-ministerial cooperation and coordination, SARS was successfully brought under control on July 5. In November 2003, I called on Secretary Tommy Thompson of the US Department of Health and Human Services. During the meeting, I was introduced to the permanent Secretary Command Center (SCC) in the Department, which has full-time personnel responsible for data collection, analysis and monitoring. In the event of a disaster or an epidemic, the command centre is activated. Our SARS experience and the prevailing global trend convinced me that it was imperative to establish an emergency command center to meet health hazards. In January 2005, after a year of planning and construction, the Center was inaugurated. This is a short note for the record.

Chien Chen
Minister of Health
January 18, 2005

疾病管制署7樓的「國家衛生指揮中心」留下了當年抗煞的「痕跡」。

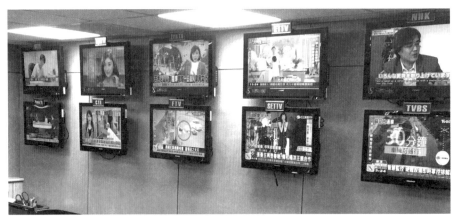

「國家衛生指揮中心」的媒體監控室牆上有一排監控疫情的電視牆。

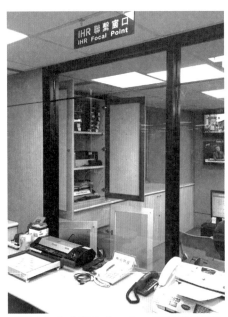

「國家衛生指揮中心」內,可與世界衛生組織熱線的設備。

上一間媒體監控室以及牆上一排大大小小的電視牆,這是亞太地區最先進、最資訊化,號稱唯一可以隨時監控各種傳染病疫情的地方。而且,任何疫情發生,指揮中心可以立即「開辦」。一級開辦,由行政院長指揮;二級開辦,由衛生福利部部長指揮;三級開辦,由疾病管制署署長指揮,同時隨時可

關鍵戰疫
臺灣傳染病的故事

以跟世界衛生組織熱線。

你當過兵嗎？
防疫視同作戰

　　指揮中心的牆上有副對聯，上聯是「防疫視同作戰」，不過真正指導防疫人員這個觀念的是當年國安會副祕書長張榮

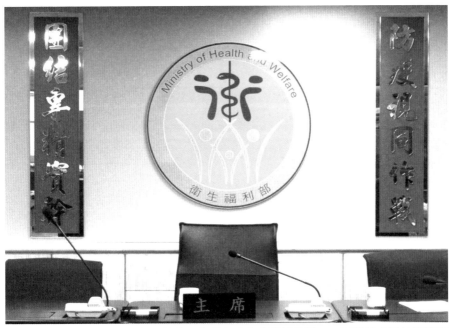

「國家衛生指揮中心」牆上的對聯，上聯是「防疫視同作戰」，下聯是「團結專精寶幹」，很有意思。

豐。他在SARS期間近距離觀察了防疫體系的運作,留下一句「衛生署長官都是拚天才」的名言。這句話的意思是,衛生署長官都很聰明,但是沒受過指揮體系運作的專業訓練,所以危機一來,就靠自己的頭腦直接下令,實在很天才!

當過兵的人都知道,軍中分作戰、情報、參謀;負責作戰的,長官命令不可以質疑,叫你打哪裡,你就帶兵打哪裡,簡單地說,多用手腳,少用大腦;情報官,專門收集資訊,資訊愈正確,指揮官才能據以解讀戰場情勢,要多用眼、耳,少出主意;參謀就是要根據情報幫指揮官分析情報,訂定作戰策略與方案,由指揮官做成決策後,交由作戰官去執行。

軍隊如此分工當然有其道理。SARS期間疾管局、衛生署,乃至於後來的行政院都有同樣的問題。指揮中心會議如同軍事會議,是制定決策最重要的場合,不應討論情報,更不宜討論不同方案如何產生。但是我們常見指揮中心開的會,幕僚作業與指揮作業不分,一個會開了兩小時,還搞不清楚狀況,該下決策時還在想方案,想方案時又回去了解情報,混成一團。

開會時,本來應該來支援的單位突然變成長官,在會中提出各種困難(缺人、缺錢、最重要的是缺心),因為問題「都是你們搞出來的,不但大家都被拖下水,還要我們出錢出

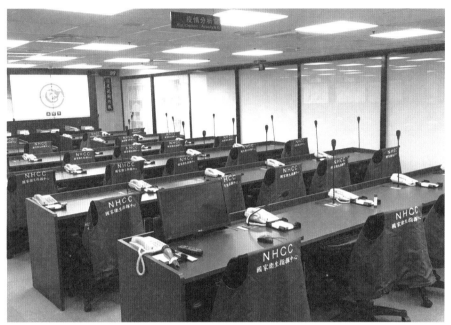

「國家衛生指揮中心」內部。

力」。

國家衛生指揮中心建立後，迎來了2009年H1N1，全球新型流感大流行，果然發揮了極大的功效，這個指揮中心和中央健保署，都是世界公共衛生界來臺必訪的地方，是我國行政部門最拿得上檯面的體系。

在國家衛生指揮中心辦公室的座位上，還有情報官、參謀官等的軍方專用名牌，不明就裡的人，還以為軍方也要進駐？

中國隱瞞疫情的慘痛教訓

我們今天講的SARS疫情都是事後才知道的。前面提過，中國的第一個病例發生在2002年11月的廣東佛山，到了2003年2月，疫情已經失控。

廣東省衛生廳在2003年1月23日發布的一份有關非典型肺炎的文件，在北京的世界衛生組織辦公室收到一封電郵，說廣東的奇怪傳染病已經造成百人以上死亡。隔日，廣東副省長召開記者會，說明從2002年11月起，已發生305個非典型肺炎，並有5例死亡。

到了2月14日，中國正式通知世界衛生組織說該流行已經被控制，並刊登於世界衛生組織的疫情週報上。2月19日，中國衛生部回覆世界衛生組織的詢問，說他們確定這波非典型肺炎是披衣菌（Chlamydia）所引起。隔日世界衛生組織西太平洋辦公室正式請求中國允許他們的人員去廣東調查。只是在獲得中國允許前，劉教授就帶著病毒到了香港，引爆了全球疫情。

2月26日，北京軍方的醫學研究部門從廣東送來的檢體中分離出冠狀病毒，但是大家都認為疫情是披衣菌引起，所以沒有公布，世界衛生組織當然也沒有被告知，套句日本話，殘念！

這可能是中西文化的差異，尤其是在威權體系下，官員希望所有的疫情早日落幕，所以急於下結論，這個態度和歐巴尼的專業訓練差了一萬八千里，這還是事後才揭露，絕大部分的情況，真相都被官僚體系埋沒在歷史的洪流中，我們不知道是否中華文化比較缺乏科學精神，但是這次的教訓實在太大了。

病毒哪裡來？

　　從巴斯德十八世紀有名的天鵝瓶頸實驗，我們知道細菌或病毒不可能無中生有（還記得當年有名的自然生成說嗎？），所以病毒必然在自然界有宿主，如果病毒要一代一代往下繁衍，跟他的宿主必須某種程度的和平共存。

　　如何證明？最直接的證據就是從這些動物（宿主）身上分離出病毒。廣東最早的幾個病例都跟食物的處理有關，而且廣東人愛吃珍禽異獸舉世聞名，所以到佛山市場掃一遍，答案就浮現，就是俗稱白鼻心的果子狸，進一步去當地抽血檢驗市場、餐廳、廚房的工作人員，會發現有相當高的比例，體內其實已經有抗體，尤其是直接處理果子狸的人。

　　雖然所有證據都指向果子狸，不過科學界還是有太多問題

要回答，在廣東已經流行了多久？那麼多人有抗體，不就表示過去這種感染大部分未被發現，或被感染者沒有明顯症狀？為什麼這次這麼嚴重？套一句巴布狄倫的名曲：「答案啊答案，在茫茫的風裡！」（The answer my friend, is blowing in the wind）。

病毒跳種突變，變更毒？

我們知道愛滋病毒是由猴子跳種而來，而流感病毒更是每年與我們同在！每次談到禽流感，大家也是緊張的防備，動不動就撲殺數十萬，甚至上百萬的雞鴨，香港1997年發現18個H5N1病例，6人死亡，香港政府立刻下令撲殺了100多萬隻雞鴨，一般認為香港成功地扼阻了那一次的疫情。

新型流感就是典型跳種之後對人類產生大威脅的病毒，每幾十年一次的新型流感，都造成重大疫情。第一次大戰流行的西班牙流感，死了幾千萬人，1957年的亞洲流感及1968年的香港流感，均造成全球流行。之後科學家漸漸了解病毒很可能因為中國南方，人、雞、鴨、豬的共同生活圈，而成為新型流感病毒的發源地。

2009年的H1N1新型流感大流行時，基因定序的技術已經非常成熟，這個病毒很清楚的可以看到人、禽、豬三種病毒重組的基因。2009年的全球流感大流行的故事，亦值得一書，有待當年指揮作戰的疾管局局長郭旭崧，去說那一段戰疫吧！

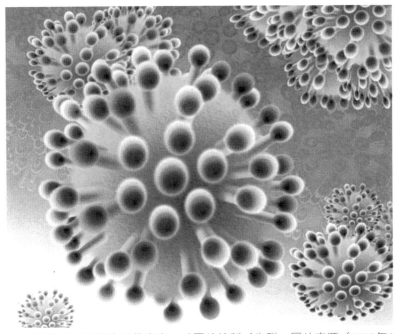

SARS禍首是一種新的冠狀病毒。（圖片繪製／朱騏，圖片來源／2003年6月號《大家健康雜誌》）

防治傳染病
各國一定要分享資訊

值得一提的是，當爆發新型流感H1N1時，大家眼光都盯著中國南方看，沒想到第一個病例居然是在墨西哥，雖然事後完全找不出一絲證據證明美洲的豬隻身上有變種的新病毒，那麼唯一的可能就是有人把病毒從亞洲傳到墨西哥，但發源地應該還是中國南方。

不過，科學沒有那麼單純，找不到證據，就無法證明病毒發源在中國南方。這樣的結果，最高興的應該是阿Q的祖國，「你看，每次都提到我家院子，這次輪到你家後院了吧！」這當然是虛構的，當笑話可以，不要認真！傳染病防治不是面子的問題，全人類在便利的交通下，已經是生命共同體，發現新型傳染病一定要公開透明、分享資訊，SARS的殷鑑不遠！

這波SARS疫情，中國最後通報了5327個案，死亡349人。中國的防疫體系在SARS後已經全面現代化，至少硬體設備看起來非常先進，絕非吳下阿蒙。

2017年7月，臺北市長柯文哲在上海舉行的雙城論壇說出兩岸一家親，結果在臺灣引發了媒體論戰！

經過SARS的教訓，兩岸的疾管機關知道資訊分享的重要，於是建立了防疫熱線，雙方同意一有疫情，要在第一時間讓對岸知道。

邱醫師條款

走進南京市衛生廳，走廊上有一張照片，主角是來自臺灣的疾管局分局長邱展賢醫師。

2007年，中國疾管局接到臺灣疾管局的通報，有一位多重抗藥性肺結核病人跑到中國，同時我方有一位分局長邱醫師已經到南京市疾控中心準備去「接人」回臺。

打這通熱線電話時，臺灣疾管局以為中國管制系統綿密，一定可以立刻找到病患下落，沒想到不論如何清查，都查不到病人行蹤。這件事最令中國感動的是，為了一個病人可能把超級病菌傳到中國，臺灣不但在第一時間通報，還派出一位高級官員親自赴中，要在第一時間把病人接回。

不過，讓對岸面子掛不住的是，他們居然找不到人！不是所有人住旅館都要登記？入境都留了聯絡電話嗎？經過幾番折騰，還是由臺灣這邊找到資訊，原來這位病患跑去參加小孩的

婚禮！結婚果然是大事，還好這次沒有闖禍。這個病人名字剛好就叫做真主，難不成是上帝派來考驗我們的？

事後，中國發現一個管制漏洞，原來旅館只要一個人代表登記就可以入住，所以真主用他的太太的名義登記入住，難怪查不到人。經過這次事件，中國規定以後每個住房客人都要登記，這就是中國防疫界有名的「邱醫師條款」。

前面說為了避免傳染病擴散，可以撲殺動物，人不但不能撲殺，還會趴趴走。因為人有人權、有隱私、有自由，有時還有面子問題，讓防疫工作變得困難。防疫界的人常自嘲，上輩子做了壞事，所以這輩子被罰做防疫。

不過，我的老師說得更好，做防疫的人，是在替下輩子積功德！

關鍵戰疫
臺灣傳染病的故事

第八章

疫情疑案：
公衛的福爾摩斯

愛滋病、SARS都是百年一見的傳染病，不過公共衛生界常常像福爾摩斯一樣，要調查一些怪案，比如瘧疾……

1999年的榮總瘧疾事件

　　中國古代很早就知道南方是瘴癘之地，杜甫的〈夢李白〉就提到「瘴癘地，逐客無消息」。不過，古人只知避，不知病因，所以無法防治。

　　瘧疾最早在中國記載於左傳，俗稱「打擺子」，是發作時的特徵，病人會有陣發性的發燒、畏寒、冒冷汗，嚴重時會引發黃疸而死亡。

　　不論東方、西方都認為瘧疾跟潮濕或不好的空氣有關（瘴癘之氣），英文malaria，來自中古時期的義大利文「malaria」，是指壞空氣的意思。十九世紀西方文獻亦以「沼澤熱」稱之，一直要到十九世紀末，法國軍醫拉韋朗（Laveran）在阿爾及利亞首次在病人的紅血球看到瘧原蟲才知道病因，他也因此獲得諾貝爾獎。之後，蘇格蘭的羅納德‧羅斯（Ronald Ross），證實是經由蚊子當媒介，也因此得到諾貝爾獎，這已經是1898年的事。

　　在1905至1911年日本統治期間，瘧疾高居臺灣死因首位，每年有高達一萬多人死亡，當時臺灣人口只有三百多萬人。後來因為有奎寧的治療，死亡率大幅下降，所以在日據時代出生

長大的世代，很多人都得過瘧疾。包含衛生界名人張博雅、抗煞總指揮李明亮等都得過。

瘧疾臺語怎麼說？

我們上一代（指戰前出生的那一代），許多人得過瘧疾，但是臺語怎麼講？（你怎麼問阿公你以前有沒有得過瘧疾），答案是Ma-La-Li-Ya，是經由日文的外來語直接使用，就像所有的汽車設備，後視鏡（ba-Ku-mi-ya, Backviewer）、方向盤（Han Do Lu, Handle）、煞車（BuLaGi, Brake）、保險桿（Bum Pa, Bumper）、變速器（Gi-Ya, Gear）。前總統李登輝曾經說「Gi-Ya，用久了也要上油！」，不過當天的記者群沒有人聽懂Gi-Ya是變速器，很多人聽成「椅子（Yi-Ya）」。

青蒿素

2015年，中國大陸的屠呦呦，以青蒿素獲得諾貝爾醫學獎。她的名字出自《詩經》「呦呦鹿鳴，食野之蒿」，結果她從黃花蒿（Artemis annua）依晉代古籍葛洪的《肘後備急

方》：「青蒿一握，以水二升漬，絞取汁，盡服之。」發現傳統煎煮法會破壞主成分青蒿素（Artemisinin），才成功分離，造福全人類。

青蒿（Artemis apiacea）沒有抗瘧疾的效用，所以葛洪講的青蒿，應該是黃花蒿。中國古代留下許多智慧，可惜缺乏科學系統，今天所有的生物都用拉丁的二名法一清二楚，否則誰搞得懂？

阿里山上有一種原生植物，稱為「十大功勞」，據說有十種藥效，誰搞得懂是什麼？查拉丁名是小檗科（Berberidaceae），英文Mahonia，是由美國植物學家Bernard MacMahon首度介紹，英國人稱為奧瑞岡葡萄，八角蓮屬；淫羊霍屬，都是同一科的植物。

這個故事很有趣，這是名作家及人權教育家柏楊先生最愛說的一句話，「這玩意兒，不稀奇，我們中國自古有之」。中國傳統有許多寶貝，但是為什麼晉朝時就知道的，我們要一千七百年後才重新發現他的智慧？古代人比較聰明？葛洪是外星人？葛洪的祖先在山洞中找到祕笈？還是我們傳統文化中從未建立科學方法與系統？這個問題太大了，留給更有智慧的人去解答吧！

瘧疾重現江湖？

1999年秋天，臺北榮總通報了一個本土性瘧疾個案。本土性有別於境外移入，係指感染源來自當地，這是自1965年世界衛生組織證明臺灣根除瘧疾後30年來的第一個本土病例，這個消息立刻震驚衛生署高層。

如果這是本土感染源，會來自哪裡呢？這個病人過去幾年沒出過國，家人、鄰居、朋友也都沒有，家裡附近找不到傳播瘧疾的媒介瘧蚊（主要是矮小瘧蚊），那麼病人體內的瘧原蟲是哪裡來的？接下來該醫學中心又陸續通報6位個案，陸續已經有幾位死亡，蚊子專家翻遍了醫院周遭也找不到一隻瘧蚊。所有的病人、家屬、鄰居，都問不到從國外引進瘧疾的可能性，這下子真的考倒大家了。

臺灣根除瘧疾的輝煌歷史

瘧疾過去曾是臺灣最嚴重的傳染病之一，日本統治臺灣期間雖曾普設瘧疾防治所，花費大量經費及人力投注於防瘧工作，但因第一次世界大戰爆發，未成功消除，到了第二次世界

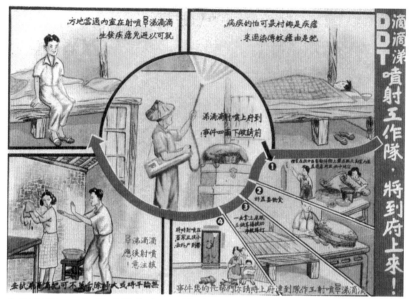

全面噴灑DDT海報（圖片來源／衛生福利部疾病管制署出版之「Malaria Eradication in Taiwan」）。

大戰期間流行更嚴重，每年病例常在百萬以上。1948年瘧疾研究所在屏東潮州正式成立。

　　二次大戰結束後，國民政府持續瘧疾撲滅計畫，《臺灣地區公共衛生發展史》將根除瘧疾分成四個階段。1946年至1951年是準備期，1952年至1957年是攻擊期，1958年至1964年底是肅清期，1965年後是保全期。

　　準備期調查臺灣瘧疾流行程度，以及瘧蚊種類、習性以及分布狀況，確定矮小瘧蚊為主要瘧媒後。下一階段開始大規模防治，在全臺各地實施逐戶家屋DDT殘留噴射，殺死瘧蚊，切

關鍵戰疫
臺灣傳染病的故事

斷傳染，阻止新病患發生。

　　1957年，瘧疾病人雖已大量減少，但問題並未徹底解決，多數偏僻地區，仍有少數殘留瘧患，傳播瘧疾的瘧蚊亦未完全消滅。因此，必須全面搜索潛伏瘧疾患者與瘧疾可能殘留地區及疑似患者。最終世界衛生組織在1965年11月1日宣布臺灣根除瘧疾。

　　後續保全期的工作目標則是建立嚴密的監視偵察系統，以及防止境外瘧源介入發生傳染。

抽絲剝繭，水落石出

　　回到1999年的榮總瘧疾新聞。流行病學調查，就是不厭其煩地抽絲剝繭，榮總通報的個案到底是怎麼感染瘧疾的？最後終於找到一位從奈及利亞回國的病患，所以有可能是境外移入。那麼，其他人怎麼感染的呢？沒有蚊子當媒介，那只有輸血，但這些病人並沒有共同輸血的紀錄。

　　查遍所有病歷以及檢查發現，這些病人都曾接受過電腦斷層，但照X光不會得瘧疾，再往下調查，他們都在同一個期間接受檢查，這段期間有10名病人接受檢查，其中6人注射顯影劑，

這6人全部被感染，4人沒有注射顯影劑，全部沒有被感染。

答案似乎已經很清楚了，但顯影劑不可能遭瘧原蟲汙染，所以仔細檢查儀器及作業流程，發現該院為了節省經費，認為注射管線不需每次更換，只需要換針頭，殊不知在檢查指標病例時，自奈及利亞回國的那位病人，不知何故，血液回流至管線前端而未被發現，而病人血中的瘧原蟲竟然就留在管線中，還可以傳給後面好幾位病人。

這個案例最後以境外移入，引發院內感染結案。臺灣瘧疾防治的英名保住了，但醫學中心卻留下一個院內感染的汙點。當謎底揭曉，媒體以「公衛一案的福爾摩斯」稱之，這些專家是誰？就是當年美國疾管局派員來臺訓練的「流行病學訓練班」成員，專門負責公衛疑難雜症的調查工作。

宜蘭靖廬的怪病

1999年春，專門收容大陸偷渡客的宜蘭靖廬，突然傳出怪病，400多位收容人中有80幾位罹患下肢水腫、麻木無力等症狀，12人病情嚴重必須住院，其中又有3人併有呼吸困難、神智不清在加護病房急救。這是什麼怪病？專家們顯然看法不同，

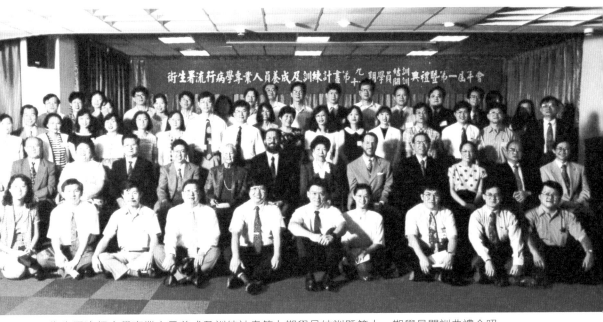

衛生署流行病學專業人員養成及訓練計畫第九期學員結訓暨第十一期學員開訓典禮合照。

有人認為是心腎疾病、橫紋肌溶解症，有人認為是傳染病，但又說不準是哪一種，有人認為是中毒，來源是重金屬或有機溶劑，甚至肉毒桿菌。重點是這麼集中的群聚，一定在當地有一個共同來源。

由於在加護病房的3人陸續死亡，加上兩岸關係敏感，媒體報導持續發燒，新聞隨著找不到病因而愈來愈大。

「老先覺」是臺語對於年長有豐富專業經驗者的尊稱。「先覺」應該是先知先覺的簡稱，臺語有另一個說法是「仙

仔」，指的是有專門知識的行家，如果經驗豐富，就稱為「老仙仔」。

就在大家摸不著頭緒時，有一位衛生署的資深顧問，前省衛生處處長胡惠德，看到電視新聞報導病人走路的樣子，他立刻說這是Beri-Beri，也就是俗稱腳氣病的維他命B1缺乏症。

維他命B1在全穀食物（粗糧）、大豆、酵母及肉類肝臟中，有相當豐富的來源，腳氣病是一個非常古老的疾病，最早的記載是唐朝孫思邈，其著作《千金要方》及《千金翼方》中有詳細記載。當時，他就是以含豐富維他命B1的草藥，以及未去糠的糙米來做預防與治療。當然，那時候還不知道什麼是維生素。

到了19世紀，腳氣病是常見的流行病，尤其日本明治維新之後，海軍非常重要，但是日本船員的腳氣病發生率非常高，日本海軍深受困擾。

當時有一位軍醫高木兼寬（Tukaki Kanehiru）做了一個對照試驗，他發現西方海軍並沒有這個問題，而且日本海軍軍官的飲食中，有豐富的蔬菜和肉類，也少見腳氣病，只有水手們因為白米飯免費供應，其他配菜要自己出錢，所以少吃配菜。他又觀察到在海上航行愈久，水手們的發病例愈高，所以他就

關鍵戰疫
臺灣傳染病的故事

進行了一個實驗，在某一次任務中，特別申請經費讓水手們可以吃到蔬菜及肉類，結果這次任務中，只有極少數人發生腳氣病。

大膽假設，小心求證

聽到胡惠德的斷語，時任衛生署副署長的我立刻查教科書，醫學背景的訓練讓我看到一個重點：Beri Beri引起的下肢水腫，如果使用利尿劑，會讓病情惡化，甚至死亡。有了這一條線索，我們「流行病學訓練班」的福爾摩斯群，就有非常清楚的調查方向，下列幾個問題可以一窺調查的邏輯及推理：

1. 為什麼是大陸客有，而管理員都沒有→和伙食有關嗎？
2. 發病個案散布在各宿舍，沒有集中分布→所以不像傳染病？
3. 飲用水是自來水，沒有被汙染→排除重金屬
4. 發病個案每日運動一小時，並未過勞→排除橫紋肌溶解症
5. 個案都沒有先發燒→不像傳染病
6. 陸客飲食統一由廚房供應→可能和食物有關嗎？

除了針對發生地普查外，所有病人的病歷紀錄亦必須全部調閱，發現醫生有給維生素的症狀會改善，只給利尿劑的會惡化，到此，病因已經呼之欲出。

　　由於維生素B1是多多益善，多用也無害，所以在醫學上我們有一種作法，稱為試用性投藥（therapeutic trial），就是用藥看看會不會改善，如果會，那就猜對了！結果有些病人給與維生素B1，一針見效，非常神奇，如同教科書上的記載。

要有嚴謹的科學態度

　　為了證明的確是維生素B1缺乏，必須有直接的證據，因此衛生署特別請了中研院一位營養與流行病學的專家潘文涵分析靖廬陸客菜單的維生素B1含量，推算的結果證明菜單太單調，長期缺乏維生素B1，才引發這起現代腳氣病。

　　科學辦案有時沒有頭緒，很難解謎，老先覺的一句話，不知省下多少人的摸索。而最棘手的案例就像以前醫院裡的老教授說的「沒看過的病，真難」！

福爾摩斯為讀者說故事

文／葉雅馨（大家健康雜誌總編輯）

　　在公共衛生上，傳染病是一個重要議題，需要透過宣導讓民眾了解，而防疫更是政府部門不可欠缺的重要工作。《關鍵戰疫》一書是前衛生署副署長、陽明大學公共衛生研究所教授張鴻仁的力作。

　　作者具學理及實務的經驗，是臺灣少數在行政部門經歷過完整防疫工作的專家。1995～1998年擔任行政院衛生署防疫處處長，1999～2000年擔任行政院衛生署副署長兼疾病管制局局長。本書的推薦序中，葉金川理事長也簡述他在公衛上的長才。

　　這本書故事的開始是去年12月在張董女兒歸寧宴上，監察院張博雅院長交代給他的一個「工作」，我想張院長其實是有心紓解、轉移張董當時嫁女兒，那股為人父嫁女兒，幸福卻又忍不住悵然的滋味吧！張董果然迅速完成這個工作，今年4月底葉理事長交付給我整份引人入勝的初稿，於是本書正式進入編輯階段，今順利出版成為董氏基金會的公衛系列書籍。

　　與張鴻仁董事長相識多年，我們也算是不時聚會的「山

友」，照張董的說法，山友分為四級，從會拚百岳的A咖，到山下迎接A、B、C咖一起吃飯慶祝的D咖。他因近年擔任多家公司的董事長，業務繁忙，所以從A咖變為D咖，只偶爾參與聚會。其實，我始終是十足的D咖，在偶有他出現的聚會裡，他總是談笑風生，我想用「才子」形容他，應相當貼切，山友們私下取他一個外號「張志摩」。

這本《關鍵戰疫》說著臺灣防治傳染病的故事，除了帶點專業的歷史紀錄外，獨特的筆法是他精心安排的寫作方式，極有自己的風格，因為他在故事前面安排不少伏筆，接著一段段接連，有點像是零碎的筆記體，等布局妥當後，再慢慢收尾。有點類似偵探般的查案，所以整本書像是福爾摩斯為讀者說故事。

每一篇章開始，每一小段都帶著該篇傳染病的因，然後再點出一些爆發案例的果，內容適合一般讀者了解與認識近代臺灣的傳染疾病，也是防疫工作上一線的公衛人員不可缺的一本防疫好書，書中的經驗是臺灣防疫的寶貴資訊。

書中的第四章結核病裡有一段題外話，他敘述自己在1998年2月，因處理甲魚池霍亂弧菌汙染事件被監察院彈劾，因而調離防疫處，而後又被當時的臺灣甲魚養殖業者頒發「功在漁業」的牌匾。不少公衛人士會拿這段故事調侃及讚賞張鴻仁的專業，而葉老大在推薦序中也寫著，「我們都認為他受到監察院彈劾，是

他一生最光榮的事」。可能有些讀者看不懂他們話語中的蹊蹺，原來當時張鴻仁認為解決甲魚池霍亂弧菌汙染問題，不能像禽流感，以撲殺方式處理，消毒魚塭就能解決。但監察院認為處理不當，因而彈劾。事後證明，他的作為是對的，如果全數撲殺，必定重創臺灣的養殖漁業。他的專業贏得養殖漁業的感念，所以頒給他「功在漁業」的牌匾，只是這事件讓他曾有短暫低潮，但後來他依然堅守自己在防疫上的專業，為臺灣的防疫作出貢獻。而這一段插曲，也被現在的行政院主計長朱澤民笑為「功在王八」（甲魚是鱉，俗稱王八）。

在編校書中的第二章「小兒麻痺」時，想起自己兒時接種疫苗的往事：父母親年輕時是醫護工作者，因為了解會有接種失敗的風險，所以對施打疫苗多所戒慎。但當時小兒麻痺大流行，鄰居、親戚都有感冒發燒症狀，燒退後呈現四肢麻痺的例子，且後遺症至今……。記得後來我和妹妹是服用沙賓口服疫苗，當時年幼還覺得甜甜蠻好吃的……，並不懂當時父母親擔心糾葛的感覺。

四十幾年來，醫療科技進步，各種疫苗的開發與疫情的預防已不可同日而語，但變種病毒卻時時挑戰著我們。《關鍵戰疫》一書，見證了臺灣防疫的攻防策略，同時也提醒我們每個人仍要繼續練功呀！

關鍵戰疫 臺灣傳染病的故事

作　　　　者／張鴻仁

總　編　　輯／葉雅馨
主　　　　編／楊育浩
執　行　編　輯／蔡睿縈、張郁梵
封　面　設　計／比比司設計工作室
內　頁　排　版／陳品方

出　版　發　行／財團法人董氏基金會《大家健康》雜誌
發行人暨董事長／謝孟雄
執　　行　　長／姚思遠

地　　　　址／臺北市復興北路57號12樓之3
服　務　電　話／02-27766133#252
傳　真　電　話／02-27522455、02-27513606
大家健康雜誌網址／http://www.healthforall.com.tw
大家健康雜誌粉絲團／https://www.facebook.com/healthforall1985

郵　政　劃　撥／07777755
戶　　　　名／財團法人董氏基金會

總　經　　銷／聯合發行股份有限公司
電　　　　話／02-29178022#122
傳　　　　真／02-29157212

法律顧問／眾勤國際法律事務所
印刷製版／緯峰印刷股份有限公司

國家圖書館出版品預行編目(CIP)資料

關鍵戰疫：臺灣傳染病的故事 / 張鴻仁
著. -- 初版. -- 臺北市：董氏基金會<<大
家健康>>雜誌, 2018.08
　　面；　公分
ISBN 978-986-92954-9-9(平裝)
1.傳染性疾病 2.傳染性疾病防制 3.臺灣

412.4　　　　　　　　　　107010313

本書如有缺頁、裝訂錯誤、破損請寄回更換
歡迎團體訂購，另有專案優惠，
請洽02-27766133#252